Combatir la Obesidad infantil

El aumento de la obesidad en los niños se explica, básicamente, por la alimentación pobre y la vida sedentaria, pero también por la presencia de relaciones conflictivas entre los padres e hijos.

Lic. Yolanda M. Vélez de León, N.C.

Tabiyat

www.tabiyat.org

Combatir la obesidad infantil

Introducción

En los últimos veinte años, la obesidad en los niños está prevaleciendo tanto, que casi se podría hablar de una epidemia. Se estima que hoy en día, en muchos países, uno de cada diez niños es obeso al llegar a los 10 años. Las enfermedades a largo plazo que se ven venir, como consecuencia de esto, están siendo una preocupación en muchos países.

Aproximadamente del 25 al 28% de los niños presentan obesidad infantil, pero lo más preocupante es que en los últimos 20 años se ha incrementado de manera importante esta proporción hasta casi un 60% más.

El problema empieza desde la forma y el tipo de alimentación de la madre antes de concebir al niño, continúa con la forma y el tipo de alimentación de la madre durante el embarazo, la forma y el tipo de la alimentación de la madre durante la lactancia, la introducción de la alimentación (ablactación) en el bebe y así sigue esta cadena.

Hemos pasado de hace un par de décadas que en los colegios había un niño con sobrepeso a que cuatro de cada diez niños tienen un peso mayor que el aconsejado para su edad.
La gravedad de que los niños tengan obesidad infantil y sobrepeso es que estos niños tienen muchas más probabilidades de que sean adultos con obesidad y propensos a desarrollar enfermedades crónicas como (diabetes, cáncer, enfermedades coronarias, etc.)

Definición

La obesidad puede definirse como la acumulación excesiva de grasa en el cuerpo, aunque en realidad es una enfermedad que implica mucho más que eso: dificultades para respirar, ahogo, interferencias en el sueño, somnolencia, problemas ortopédicos, trastornos cutáneos, transpiración excesiva, hinchazón de los pies y los tobillos, trastornos menstruales en las mujeres y mayor riesgo de enfermedad coronaria, diabetes, asma, cáncer y enfermedad de la vesícula biliar son todos problemas asociados al exceso de peso.

A todos estos trastornos físicos hay que sumarles los problemas psicológicos provocados por la discriminación social y las dificultades para relacionarse con los demás que sufre un niño cuando su figura desborda los límites de la silueta saludable. Además en la infancia el problema puede ser aún mayor por la angustia que provoca en el niño la cruel discriminación de los compañeros del colegio y amigos. Por ello, la importancia de prevenir y tratar la obesidad infantil.

Combatir la obesidad infantil

¿Cuándo un niño es obeso?

Un niño se considera que es obeso cuando su peso sobrepasa el 20% de su peso ideal.

Los niños que comienzan con una obesidad entre los seis meses y siete años de vida el porcentaje de los que seguirán siendo obesos en la edad adulta es de 40% mientras para los que comenzaron entre los diez y trece años las probabilidades son 70%, porque las células que almacenan grasa (adipositos) se multiplican en esta etapa de la vida por lo cual aumenta la posibilidad del niño de ser obeso cuando adulto.

Factores que intervienen en la obesidad infantil

- La conducta alimentaria.
- Consumo de energía.
- Factores hereditarios.
- Factores hormonales.
- Factores psicosociales y ambientales.

Causas de la obesidad

Como se llega al sobrepeso y a la obesidad.

No hay una causa en concreto.
- Los cambios en los hábitos alimentarios.
- La incorporación de la mujer al mundo laboral.
- La entrada masiva de computadoras, videojuegos y televisores en los hogares.
- Las grandes campañas publicitarias de restaurantes de comida rápida y servicios a domicilio.
- Los productos precocinados con grandes cantidades de grasa.
- La falta de parques y zonas para que los niños puedan jugar.

Son algunos de los motivos por los cuales el aumento de peso de los niños ha sido exponencial.
También ha favorecido algunos cambios de hábitos alimenticios, hemos cambiado de los platos de cuchara por las hamburguesas y las papas fritas con los refrescos.
La sopa y la ensalada de la cena por la pizza.
El desayuno por la pastelitos empacados y las latas de refrescos en los recreos.

Combatir la obesidad infantil

En definitiva hemos cambiados alimentos con micro nutrimentos y sanos por productos con grasas saturadas y azucares refinados.

Los pequeños han pasado de jugar en los parque, con el consumo de energía que esto llevaba, ha jugar con la computadora, los videojuegos y a ver la televisión.

La incorporación de la mujer al mundo laboral la ha dejado menos tiempo para hacer la compra y la preparación de las comidas y por consiguiente han entrado en las dietas los platos precocinados.

Las comidas en familia se han sustituido por la prisa y el estrés.

Los niños van al colegio sin desayunar o con un desayuno muy deficiente.

Los cambios en los hábitos nutricionales y el sedentarismo hacen que la acumulación de grasa en el cuerpo del niño sea progresiva.

El niño comienza a estar llenito, empiezan aparecer las fatigas, los problemas en los pies por el exceso de peso.

Las visitas al médico se hacen más frecuentes, comenzamos a escuchar al pediatra, palabras como osteoporosis, diabetes tipo 2, colesterol, etc

Otras causas:

1. Genéticas: se sabe que la obesidad es frecuentemente diagnosticada dentro de las familias. Por ejemplo, hay alteraciones específicas en la vía de la Leptina.
2. Ambientales: el estilo de vida (dieta y ejercicio) influye considerablemente en la expresión de la obesidad.
3. Síndrome de Cushing: es una alteración de la glándula suprarrenal que consiste en el aumento en la producción de cortisol, lo que lleva a la obesidad.
4. Hipotiroidismo: la disminución de la hormona tiroidea puede llevar a la obesidad. Esta patología siempre debe descartarse frente a un cuadro de obesidad, sin embargo, es una causa poco frecuente.
5. Insulinoma: existe muy raramente la presencia de un tumor de insulina, el cual puede llevar a la obesidad.
6. Alteraciones Hipotalámicas: ciertos tumores, inflamación o traumas a nivel del Sistema nervioso Central, pueden producir alteraciones en los centros reguladores de la saciedad.
7. Síndrome de Ovario Poliquístico: es las causas más comunes de la obesidad en la mujer joven. Se asocia a irregularidades menstruales, acné, hirsutismo y resistencia insulínica.
8. Hipogonadismo: en el hombre, la disminución de la hormona testosterona, aumenta el tejido adiposo y lleva a la obesidad.
9. Otros: enfermedades cardiovasculares, pulmonares o algunos cánceres pueden ser la causa de la obesidad.

Combatir la obesidad infantil

Consecuencias de la obesidad infantil

La obesidad infantil tiene dos grandes consecuencias.

1.- Cambios psicológicos. Que incluyen:

- Baja autoestima.
- Bajos resultados en el colegio.
- Un cambio en la auto-imagen, particularmente durante la adolescencia.
- Introversión, a menudo seguida de rechazo social.

2.- Riesgo de desarrollar enfermedades en la edad adulta

- Aumento en la presión arterial (hipertensión).
- Aumento de los niveles del colesterol general (hipercolesterolemia), especialmente del "colesterol malo".
- Altos niveles de insulina en la sangre (hiperinsulinemia).
- Problemas respiratorios al dormir (apneas de sueño).
- Problemas ortopédicos, especialmente de articulaciones.
-

El mayor riesgo de la obesidad infantil es el hecho de que mientras menor sea el niño obeso, mayor el riesgo de desarrollar las complicaciones arriba señaladas durante el transcurso de su vida.

TRATAMIENTO

En niños obesos, las bases de la terapia incluyen dieta y ejercicio, ambos importantes para el control del peso sea exitoso.

En niños en crecimiento el objetivo del control del peso es a menudo el mantenimiento del peso, o sea mantener el peso actual mientras el niño crece en estatura, de esta manera alcanzando un IMC más apropiado.

Los objetivos de calorías ayudan a estimar el tamaño de las porciones, y cómo hacer las elecciones apropiadas en cuanto a alimentos.

El ejercicio debe consistir de 40 minutos de actividad aeróbica (caminar energéticamente, nadar, o andar en bicicleta) todos los días.

Las terapias de comportamiento también son útiles en el tratamiento de la obesidad. La mejor técnica es que el niño se vigile a sí mismo, manteniendo un diario del ejercicio hecho y los alimentos comidos. Si el padre o madre de un niño más grande de edad trata de regular la dieta, el plan a menudo falla cuando el niño haya otras maneras de obtener alimentos.

Los cambios en el comportamiento que son importantes incluyen:

- Sentarse a comer en la mesa, en lugar de comer enfrente del televisor, siendo que estudios han mostrado que es más probable que los niños que miran la televisión consuman más calorías.
- Las comidas deben de ser hechas en un horario regular, para que el niño aprenda la hora apropiada para las comidas
- Fortalecer la autoestima y alentar al niño a tratar el control de peso con una actitud positiva también contribuirán a alcanzar el éxito.

El tratamiento debe ser personalizado y para ello debe efectuarse un buen diagnóstico. Las medidas a tomar básicamente son:

- Modificar el estilo de vida.
- Dieta.
- Ejercicio.
- Tratamiento Médico según patología específica.

Modificar el estilo de vida. ¿Qué hábitos tenemos que corregir?

Lo primero que vamos hacer es definir que es un hábito.
Un hábito es una pauta de comportamiento que se convierte en un acto no consciente.

Combatir la obesidad infantil

Los hábitos se instauran de forma lenta, pero una vez adquirido son muy difíciles de erradicar.
Para quitar un hábito no saludable hay que cambiarlo por otro saludable y deseado.
El tiempo para erradicar un hábito, cambiarlo por otro y consolidarlo será aproximadamente entre 10 y 20 semanas dependiendo un poco de la fuerza de voluntad y la planificación que hagamos.

Influirá también lo instaurado que tengamos el habito que queramos erradicar.
En los niños como en los adultos las prohibiciones estrictas no funcionan.
Por ejemplo no podemos prohibirle que no coma ningún alimento chatarra *(es una combinación de mucho atractivo con escaso valor alimenticio y causantes de posibles trastornos físicos, como obesidad y, en general, malos hábitos de comida)*, pero sí que le podemos explicar que las estos alimentos no son saludables y que su consumo ha de ser esporádico y a la vez hacerle comprender que es mucho más saludable por ejemplo comer frutos secos bajos en sal.

Para el control del peso y la obesidad hay que cambiar tres tipos de hábitos:

1. Hábitos familiares
2. Hábitos de conducta del niño.
3. Hábitos nutricionales del niño.

Los hábitos son diferentes según la familia, pero un hábito muy extendido dentro de las familias es la compra de pan dulce y pastelitos industriales y refrescos.
Se podría cambiar esto por la compra de productos más saludables como por ejemplo la compra de productos artesanales con grasas que no sean hidrogenadas y que tengan harinas integrales, y los refrescos se pueden sustituir por jugos sin azúcar añadido.

En cuanto al hábito de conducta del niño por ejemplo hay un número muy elevado de niños que pasan delante del televisor más de 4 horas lo cual además de no tener ninguna actividad física que proporcione gasto energético, con la publicidad de productos como dulces y refrescos los llevan con cierta facilidad al consumo de productos con calorías vacías sin ningún nutrimento.
Este hábito deberían cambiarlo por otro en el cual el niño estuviera mucho más activo e incrementara su gasto energético y a la vez incrementara su metabolismo basal. El niño no debería estar **nunca** más de 2 horas diarias delante de la televisión, computadora o videojuego.
Se puede inscribir a alguna escuela deportiva, a clase de bailes regionales, llevarlo al parque para que juegue con otros niños, paseos en bicicleta, patinaje, salidas al campo los fines de semana, etc. Cualquier actividad que al niño le genere un gasto mayor de energía.

Combatir la obesidad infantil

Dentro de los hábitos nutricionales del niño uno muy extendido es el consumo de alimentos chatarra y refrescos en el recreo. Esto aporta muchas calorías vacías a los niños, sería mucho mejor enseñarles a sustituirlos por verduras con limón (jícama, pepino, zanahoria, etc.), frutas y frutos secos sin sal y cambiar los refrescos por jugos sin azúcar añadido o aguas frescas.

Siempre hay que dialogar con el niño hacerle comprender y que lograr un cambio sin rechazo y duradero.

Recordar que la repetición hace el hábito y una vez instaurado el niño lo hará sin darse cuenta.

El niño en casa se dará cuenta del comportamiento de los padres que tiene por cierto mayor impacto en su formación que las palabras. Se quiera o no desde pequeños aprenden más con el ejemplo.

Los actos de la vida familiar diaria, en un marco de amor hacia el niño, contribuyen a crear y reforzar sus hábitos personales y sociales, en mejor forma que los discursos.

EJERCICIO VS SEDENTARISMO

Los niños por regla general han sido muy activos.

Los cambios en el estilo de vida en las ciudades, con el tráfico y la inseguridad ciudadana, la falta de parques y lugares seguros para jugar, la entrada masiva de televisores, videojuegos, computadoras, etc. en los hogares han llevado a los pequeños a cambiar los juegos de la calle con un gasto de energía por otros mucho mas sedentarios como los juegos de la computadora y los videojuegos.

El cambio de los paseos para ir al colegio o a la parada del autobús por el uso del automóvil como medio de transporte también ha reducido drásticamente el gasto energético en los niños.

Pero además de que su gasto energético es menor por la falta de ejercicio su metabolismo se vuelve más lento.

El metabolismo son las reacciones químicas dentro de las células de nuestro organismo que permiten que se reproduzcan, se restauren, obtengan y transformen los nutrimentos en energía.

El gasto de energía que tiene el organismo cuando está en reposo se denomina metabolismo basal.

El metabolismo basal no es igual en todos los niños y depende de muchos factores y puede cambiar de unas etapas de la vida a otras, por factores hormonales, la toma de algunas medicinas, pero también la actividad física tiene una influencia decisiva en el incremento del metabolismo basal de los niños.

Al tener una actividad física más intensa los pequeños cambian la grasa por músculo, que es un tejido muy activo que incrementa el metabolismo basal.

Combatir la obesidad infantil

El niño al no hacer ejercicio, su metabolismo basal vuelve lento y si continúan comiendo las mismas calorías comienzan a acumular grasa y ganar peso progresivamente.

El sedentarismo es una de las principales causas del sobrepeso y la obesidad infantil hoy en día.
El ejercicio físico independientemente de combatir el sobrepeso corporal
- Disminuye la morbimortalidad general.
- Ayuda a la utilización de la glucosa y disminuye sus niveles en sangre.
- Proporciona flexibilidad y resistencia física, aumenta la masa muscular y la fuerza.
- Ayuda a controlar la tensión arterial y a disminuir la grasa en la sangre.
- Mejora la función cardiorrespiratoria y combate las enfermedades cardiovasculares.

La infancia es el mejor momento para adquirir hábitos saludables y fomentar aficiones de ejercicio físico.
La actividad física permitirá al niño un desarrollo del carácter y su proyección sicológica.
La actividad física moderada en la infancia mejora el crecimiento de los músculos y el esqueleto, articulaciones, corazón y todos los órganos del niño.

La práctica de ciertas actividades tendrá una influencia muy positiva:
- Mejora del carácter y psicología del niño
- Facilita el control y dominio de su cuerpo
- Incrementara su autoestima y su seguridad.

En los deportes y en los juegos de grupo los niños aprenden a hacer amistades con otros niños de su misma edad, se les enseña el respeto a los demás, a acatar reglas y normas.
La actividad física es también una fuente de salud, pues muchas enfermedades de la infancia, como el asma, alergias, escoliosis, etc. con una actividad física moderada mejoran considerablemente.
Dependiendo la actividad que practique el niño, tendrá una influencia diferente en su organismo.

Combatir la obesidad infantil

En la siguiente tabla elegimos unas actividades y la influencia que tienen en el niño. Así como la edad recomendada para comenzar a practicarla.

	Natación	Patinaje	Ballet	Esquí	Fútbol	Ping-pong	Atletismo	Baloncesto	Balonmano	Tenis
Edad de inicio	3	4	5	5	6	6	10	10	10	11
Mejora cardiovascular	4	2	2	3	3	2	4	3	3	4
Desarrollo muscular	4	2	3	2	3	2	4	2	3	3
Coordinación	4	3	4	3	3	3	3	3	3	3
Prevención de posturas anormales	4	1	3	1	1	2	2	1	1	1
Resistencia	4	2	3	2	3	3	3	2	3	3

No todos los ejercicios son aconsejables a todos los niños, ni la edad aconsejable para comenzar a practicar los es la misma para todas las actividades.
No es aconsejable que los niños se especialicen en ninguno hasta el final de la pubertad para que no condicione su desarrollo.

Hay una serie de normas básicas que hay que tener en cuenta para que los niños practiquen actividades físicas regladas con el mínimo riesgo posible de lesiones.
- Deben iniciarse entre los 5 ó 6 años
- Hacer un calentamiento antes de comenzar y estiramientos al terminar.
- Practicar con niños de su misma edad.
- Es fundamental practicar la actividad con moderación y regularidad, es mejor 30 minutos al día, cada dos días que 3 horas una vez a la semana.
- Debe practicar una actividad que al niño le resulte divertida y serle agradable para evitar el rechazo.

Combatir la obesidad infantil

¿CÓMO VERIFICAR QUE UN NIÑO TIENE SOBREPESO?

El índice de masa corporal (IMC), medido al menos una vez al año, es una buena manera de diagnosticar el desarrollo de la obesidad en un niño, como lo plantea el Instituto Francés para la Salud e Investigación Médica (Junio 2000).

El IMC tiene la ventaja de contabilizar tanto la altura como el peso del individuo. En la práctica, señala si un niño está ganando demasiado peso para su altura.

En contraste con los adultos, la cantidad de grasa en un niño varía fisiológicamente con su crecimiento.

- **El gráfico de referencia del IMC muestra que el peso-por-altura:**

- Aumenta durante el primer año de vida.
- Decrece como a la edad de 6 años por ser éste el período de máximo crecimiento.
- Aumenta de nuevo entre los 7 y los 8 años, lo que frecuentemente se reconoce como el rebote de grasa.

Medición de Obesidad:

Para esto se utiliza el Índice de Masa Corporal (IMC), el cual equivale a:

$$Peso/Talla^2 \ (Kg/m^2).$$

- El IMC es el índice más utilizado para definir la obesidad y es útil en la clasificación del riesgo. Sin embargo, este índice no indica el porcentaje de grasa del organismo, para lo cual debe complementarse con otras mediciones como: pliegues cutáneos o impedancia bioeléctrica

La siguiente es una tabla del IMC normal para niños y adolescentes:

Edad (años)	Niño	Niña
2	16.4	16.4
3	16	15.7
4	15.7	15.4
5	15.5	15.1
6	15.4	15.2
7	15.5	15.5
8	15.8	15.8
9	16.1	16.3
10	16.3	16.8
11	17.2	17.5
12	17.8	18
13	18.2	18.6
14	19.1	19.4
15	19.8	19.9
16	20.5	20.4
17	21.2	20.9
18	21.9	21.3

Combatir la obesidad infantil

Relación Cintura / Cadera:

El Índice Cintura / Cadera nos permite definir el Tipo de Obesidad y su distribución de obesidad central o abdominal visceral, ya que se ha demostrado que no sólo es importante cuantificar la grasa sino también su localización.

Diámetro Cintura y Diámetro Cadera.

1.- Ginecoide ó Glúteo Femoral:

La grasa se deposita en cintura, caderas, muslos. Forma de pera.

2.- Androide Central ó Abdominal:

La grasa se deposita en cintura hacia arriba o grasa abdominal visceral. Forma de Manzana.

EFECTOS DEL EJERCICIO FÍSICO EN EL TRATAMIENTO DE LA OBESIDAD

El incremento de la actividad física nos va a permitir un aumento de:

- Gasto energético.
- Estímulo de la respuesta termogénica aumentando la tasa metabólica en reposo.
- Aumento de la capacidad de movilización y oxidación de la grasa.
- Aumenta los transportadores de Glut-4 en células.
- Reduce la resistencia a la insulina.
- Mejora la capacidad cardiopulmonar (aeróbico).
- Baja la presión arterial.
- Disminuye los LDL y aumenta los HDL.
- Reducción de la grasa corporal y aumento de masa magra.

¿MI BEBÉ SERÁ OBESO?

Que un bebé se vea "gordito" o que esté en el límite superior de su peso a una edad determinada, no quiere decir necesariamente que ese niño, cuando crezca, va a ser un adulto obeso.

Combatir la obesidad infantil

Si se mantiene dentro de los límites, deseados del peso correspondiente a su edad, según va creciendo, no hay nada que temer: el niño se desarrolla en la forma en que se supone que lo haga.

A medida que el niño crece, aumenta su consumo de calorías y por lo tanto, aunque coma más, es posible que siga manteniéndose dentro de los límites deseables. Podría ser también que cuando el niño comienza a caminar, a correr y a interesarse en descubrir su nuevo mundo, que se olvide de comer.

Igualmente puede pasar por problemas familiares, problemas en la escuela y en ese caso, conviene prestar atención y adoptar una actitud conveniente hacia la comida: hacerla más atractiva, más nutritiva, etc.

Un Indicador casi seguro

Un índice casi seguro para saber si un niño será un adulto obeso, es mirar a su alrededor: ¿Qué clase de familia tiene? Si el niño proviene de una familia en que todos son obesos es muy difícil que el niño vaya a ser delgado. No sólo por herencia, sino por los hábitos de comida.

Alimentar al niño no es una gran ciencia. Cada niño es un individuo que ya desde pequeño tiene sus gustos y preferencias. Algunos niños están listos para las primeras cucharadas de cereal a los 4 meses y otros a los 6 meses.

Consejos de alimentación de recién nacido a los 6 meses

De recién nacido hasta los seis meses se **recomienda amamantar al bebé**, sobre todo por los **beneficios nutricionales e inmunológicos** que brinda la leche materna, también se le puede alimentar con una fórmula especial fortificada con hierro, si es que la madre no puede darle pecho.

- Contrario a lo que la mayoría de la gente cree, los alimentos sólidos no ayudan a que los bebés permanezcan más tiempo sin comer, ni mejora su nutrición; uno de los **trastornos** de la **alimentación** más frecuente durante la infancia es la anemia por deficiencia de hierro.

Combatir la obesidad infantil

Relación entre la teoría del desarrollo cognitivo de Piaget y la alimentación

Periodo de desarrollo	Características cognitivas	Relación con la alimentación y la nutrición
Etapa sensomotora nacimiento a los 2 años	• Progreso gradual de reflejos automáticos a interacción intencional con el medio ambiente y las personas que lo rodean	• Paso del reflejo de succión a la adquisición de habilidades autónomas para alimentarse
	• Iniciación en el entendimiento del lenguaje simbólico	• Los alimentos en primera instancia son satisfactores para eliminar el hambre, pero también son un medio para explorar el ambiente y practicar habilidades motoras finas.
Etapa preoperativa 2 a 7 años	• Comienzo en la interiorización de procesos de pensamiento, inicialmente de forma asistemática e intuitiva	• La alimentación pasa a segundo plano ante el brote del lenguaje, el crecimiento cognitivo y la interacción social.
	• Aumento en el uso de símbolos	• La comida es descrita por color, forma y cantidad, pero hay limitación en la habilidad para clasificar a los alimentos en grupos
	• Razonamiento basado en apariencias y acontecimientos	• Los alimentos tienden a ser agrupados en "agradables" y "desagradables"
	• Clasificaciones funcionales y asistemáticas	• Los alimentos pueden identificarse como " buenos para ti" , pero las razones son misteriosas y desconocidas
	• Visión del mundo egocéntrica	

Combatir la obesidad infantil

Alimentación durante el primer año de vida

Los primeros años de vida se caracterizan por un crecimiento físico y un desarrollo psicosocial veloces; es el periodo de la vida en el que la alimentación afecta de forma más marcada el desarrollo de la persona. Para que un niño sea capaz de convertirse en un ser feliz, en un adulto trabajador, en una persona competente y saludable, es necesario que cuente por un sólido respaldo constituido por hábitos alimenticios y de vida adecuados que determinarán su estado de salud y bienestar futuros.

Un lactante bien alimentado y sano tiene la energía suficiente para responder y aprender de los estímulos ambientales y para interactuar con sus padres de manera que poco a poco se vaya introduciendo a su vida familiar y a su ambiente social.

ABLACTACIÓN

El inicio al desarrollo psicomotor del niño como factor de decisión de cuándo iniciar el ofrecimiento de sólidos. El reflejo de protrusión de la lengua está presente en el niño desde el periodo del recién nacido como antecedente de la masticación en edades más tardías de su vida, alrededor de los ocho meses de edad, este reflejo de protrusión consiste en estimular al niño en la mitad inferior de la lengua, como ocurre al ofrecerle el alimento con cuchara, la lengua empuja el contenido hacia afuera de la boca en forma vigorosa.

Este reflejo desaparece, aproximadamente, a los cuatro a seis meses de edad y permite que la cuchara abata la lengua y se genere la deglución. Este es un proceso de aprendizaje en el que existe un periodo crítico del desarrollo, ya que los niños que han tenido padecimientos en los que se contraindica la vía oral desde el nacimiento, como el caso de atresia de esófago, y que se alimentan en edades posteriores por la boca deben aprender a masticar y a deglutir.

Durante este proceso de aprendizaje, la consistencia del alimento, así como su cantidad, juegan un papel importante por lo que debe iniciarse con alimentos que tengan consistencia suave, como los purés de frutas y las papillas de cereales, y en pequeñas cantidades permitirá que el sistema muscular encargado del movimiento del bolo alimenticio en el esófago lo haga en forma efectiva.

Otro de los factores importantes en la introducción de sólidos en el niño es el relacionado con el funcionamiento enzimático del sistema digestivo.

Los alimentos que contienen almidones son con los que tradicionalmente, al menos en la cultura occidental, se inicia el proceso de ablactación.

Combatir la obesidad infantil

Para digerir los almidones se requiere el concurso, en primer lugar, de la amilasa salival; enzima que empieza a tener actividad alrededor de los cuatro meses de edad, ésta se excreta por las glándulas salivales y es capaz de hidrolizar los azúcares que pasan por la boca. Una vez en el estómago, la amilasa salival es desactivada por el pH ácido del mismo y los azúcares ya no sufren modificaciones en su estructura.

El siguiente paso en la digestión sucede cuando pasan a la primera parte del duodeno, en esta sección se encontrarán con un medio alcalino en donde actúa activamente la amilasa pancreática, ésta tiene una estructura similar a la de la amilasa salival, alcanza también niveles adecuados de acción intraluminal hasta los cuatro meses de edad.

Una vez presente, la concentración en la que se encuentra en el duodeno es capaz de digerir cantidades mayores de almidones, esta amilasa pancreática romperá las cadenas de almidones que se le presenten convirtiéndolas en oligosacáridos y disacáridos, como es el caso de la maltosa.

Cuando los oligosacáridos quedan libres en el lumen intestinal, otras enzimas inician su actuación, como es el caso de la glucoamilasa, entre otras, que finalmente producen moléculas de maltosa, que como se recordará son dos moléculas de glucosa juntas. Para digerir esta maltosa existe en el intestino la maltasa, disacaridasa que está presente desde que el niño nace y que es capaz de digerir cantidades grandes de este disacárido. Todo este proceso se lleva a cabo en minutos, lo que asegura que la glucemia y la energía que requiere el ser humano se mantengan cuando se ingieren almidones

Sin embargo, estos procesos enzimáticos se inician propiamente desde el periodo del recién nacido, estudios de equilibrio metabólico hechos al mes de edad en niños normales, demuestran que son capaces de digerir hasta 10 g por día de cereales precocidos de maíz, tapioca o de papa, mientras que fácilmente digieren hasta 40 g por día de cereal precocido de arroz. Para cuando los niños alcanzan entre uno y dos años de edad absorben hasta 99% de 170 g por m2 al día de esos mismos cereales y hasta 93% de cereales sin cocimiento previo.

Se debe mencionar que los niños recién nacidos de bajo peso absorben hasta 88% de 3.5 g por kg de cereal de maíz sin presentar diarrea. Estas cifras de absorción se logran gracias a las pequeñas cantidades de amilasa pancreática, que es muy activa, así como a la presencia en el borde en cepillo de la glucoamilasa desde el periodo del recién nacido, que actúa como un camino alterno en la digestión de los almidones.

Por otro lado, también debemos considerar las necesidades de energía del niño durante el periodo de crecimiento rápido que caracteriza el primer año de la vida. Existen evidencias de que la leche humana es suficiente para mantener las necesidades energéticas del niño los primeros cuatro a seis meses de la vida, mientras las cantidades de proteínas van a ser suficientes los primeros cinco a siete meses.

Si teóricamente un niño normal consumiera 1000 ml de leche humana al día, entre los dos y tres meses de la vida el aporte de energía sería de 667 kcal, que representarían 133 kcal por kilo y que cubriría aproximadamente 120 % de sus recomendaciones diarias, si este mismo niño consumiera la misma cantidad de leche entre los tres y los cuatro meses de edad, se llenarían 100% de sus recomendaciones diarias, mientras que entre los cuatro y los cinco meses de edad sólo cubriría 88% de sus requerimientos y si lo observamos entre los nueve y los 12 meses sólo alcanzaría a cubrir 76%. Por otro lado, las cantidades necesarias de proteínas serían proporcionadas en su totalidad por la leche.

Por otro lado, la maduración intestinal completa se alcanza cuando el niño llega a los 6 kg de peso esto sucede alrededor de los cuatro meses de edad. Ofrecer antes de esta edad proteínas extrañas puede causar intolerancias o sensibilización a alimentos que van a ser importantes en su vida posterior.

Las evidencias mencionadas con anterioridad muestran que desde el punto de vista del desarrollo psicomotor, de la maduración intestinal y enzimática, así como de la necesidad de energía, la ablactación no debe iniciarse antes de los tres meses, ni después de los seis meses de vida.

Las necesidades del niño después del cuarto mes de la vida son principalmente de energía, ya que las proteínas que son aportadas por la leche le alcanzan en buena medida hasta los cinco meses de edad. Por esto, al seleccionar los alimentos que se ofrecerán para iniciarla debemos asegurarnos que aportan una buena carga energética.

Combatir la obesidad infantil

LA IMPORTANCIA DEL SABOR DE LOS ALIMENTOS.

Varios investigadores han probado que el sabor dulce es preferido y bien identificado por los lactantes durante los primeros seis meses de vida, se ha demostrado también que al ofrecer alimentos dulces promueven el apetito hacia ellos y modifican la succión de la mamila haciendo ésta más pausada y por periodos más cortos, lo que favorecería la alimentación con este sabor. Es a partir de los dos años de edad cuando los niños prefieren el sabor salado.

También debe tomarse en cuenta que la consistencia de un alimento es fundamental para que el niño aprenda a comer con cuchara. Si le ofrecemos una papilla espesa y seca, el niño la rechazará, por lo que debe ofrecerse una papilla blanda e hidratada para que pueda deglutirla fácilmente y sea más adecuado el periodo de aprendizaje. Los alimentos que contienen almidones, como las frutas y las verduras, tienen naturalmente estas características; a los cereales habrá que agregar agua o leche hasta que alcancen una consistencia blanda y húmeda.

El cereal más conveniente para empezar la ablactación es el cereal de arroz, que es el mejor tolerado y se digiere mejor. Si este cereal es bien tolerado se podrán iniciar otros como el de avena o de trigo, aunque estos dos últimos por tener gluten, en mayor cantidad el de trigo, pueden desarrollar una respuesta alérgica en el intestino y producir enfermedad celíaca, padecimiento que afectaría durante toda la vida del individuo; por lo tanto, estos dos últimos deberán iniciarse hasta después de los seis meses de edad.

Por otro lado, los cereales llamados hiperproteicos no son indispensables en los niños normales, puesto que las proteínas que aporta la leche son suficientes, por lo menos los primeros cinco meses.

En relación con los almidones que aportan las frutas y las verduras debemos seleccionar las que tengan el sabor más dulce y el contenido energético mayor, en relación con las frutas pueden elegirse: la manzana, la pera, el perón, el plátano. Para los siguientes meses se dejará la introducción del durazno, la guayaba y el chabacano y liberar el consumo de otras frutas para el final del primer año de vida.

No debemos ofrecer antes de los nueve meses, o del año de edad, los jugos hechos a base de cítricos, por el riesgo de provocar alergia a estos productos.

En relación con las verduras se ofrecerán primero las que no sean leguminosas y cuyo contenido energético sea mayor, como es el caso de la papa y el poro el camote y la zanahoria, después otro tipo de verduras, como el chayote y la calabaza.

Las llamadas leguminosas como los frijoles, los ejotes y las lentejas entre otras deberán indicarse hasta pasados los nueve meses de edad, pues aunque su contenido energético es bueno, tienen una serie de azúcares que no puede digerir

Combatir la obesidad infantil

el intestino delgado y que al llegar al intestino grueso son hidrolizados por las bacterias del mismo, produciendo una buena cantidad de gases molestos para el niño, por otro lado, este grupo de vegetales contienen una cantidad importante de proteínas que van a ser necesarias aproximadamente a los nueve meses de edad. En especial los chícharos deberán aconsejarse hasta pasada esta edad, ya que tienen un poder alergénico importante.

Mención especial debe hacerse de los vegetales que, por su contenido de nitritos, no deberían ofrecerse a los niños durante por los menos los seis primeros meses de vida, éstos son el betabel, las espinacas y el nabo, pues por su alto contenido de nitritos pueden provocar metahemoglobinemia.

Debe siempre ofrecerse un alimento a la vez e incrementar de manera gradual la cantidad; conviene probar la tolerancia del alimento ofrecido, por lo menos por periodos de cuatro días, antes de iniciar un nuevo alimento, una vez comprobada la tolerancia a varios de ellos se podrán intercambiar cada día.

- No introducir alimentos sólidos antes de los tres meses de edad, ni después de los seis meses.
- Iniciar con cualquier alimento que sea energético y cuando esto se haga, ofrecerlo en pequeñas cantidades para incrementarlo paulatinamente.
- No introducir cereales que contengan gluten antes de los seis meses de edad.
- No introducir vegetales que contengan nitritos durante los primeros meses de edad.

Combatir la obesidad infantil

LOS CEREALES EN LA ALIMENTACIÓN DEL NIÑO DESPUÉS DEL PRIMER AÑO DE VIDA

Hacia el final del primer año de la vida, el lactante mayor ha empezado a explorar otros alimentos, si bien es cierto que ya están comiendo otros alimentos como carnes y otras proteínas de origen animal, como las grasas, los almidones continúan siendo la fuente principal de energía, se calcula que 50% de la energía que necesita se deriva del consumo de estos elementos.

Por lo tanto, siguen siendo importantes en la alimentación del ser humano, por ser una fuente de energía barata. Para este grupo de edad se recomienda que se ofrezcan tres alimentos fuertes al día y dos más pequeños entre éstos. Deberá explicarse a los padres que en esta edad las demandas de energía disminuyen en relación con la de los niños menores de un año y que, por lo tanto, sus hábitos de alimentación cambiarán, existirán días que coman mucho y otros que coman menos, simplemente es un periodo de ajuste para su edad.

Las recomendaciones para este grupo de edad están en relación con los grupos de alimentos recomendados en una dieta normal, éstos están constituidos de la manera siguiente:

Grupo 1: los que proporcionan proteínas que deben ocupar 15% del total de las kilocalorías ofrecidas, en este grupo están los lácteos como: leche, yogurt, quesos, carnes de aves o de res, huevo, oleaginosas y leguminosas.

Grupo 2: frutas y verduras variadas, que además de energía proporcionan vitaminas y minerales.

Grupo 3: las que proporcionan energía: cereales, pan, arroz y pastas.

Entre los dos y los cinco años de edad la alimentación del niño se caracteriza por la participación activa con el medio que los rodea, pues han madurado sus funciones de lenguaje y su capacidad de socialización. Deberá introducirse un horario regular para el consumo de alimentos y se tendrá cuidado de que los medios de información no influyan en el consumo de ellos.

Los cereales deberán seleccionarse para la hora en que se consuma el desayuno, ya que en ese momento del día también se ingieren proteínas y vegetales; convendrá dejar el pan y las pastas para la hora de la comida y la cena.

Los cereales en estas edades cumplen otras funciones además de dar energía. A través de éstos se producen otros elementos como el hierro, cinc y calcio. En relación con la absorción de hierro recientemente se demostró que el contenido en los cereales, sin incluir el contenido de fibra y fitatos se absorbe bien y ofrece buen soporte a las necesidades diarias. Su absorción será mejor en la medida que se agregue ácido ascórbico al mismo.

Por otro lado, las experiencias con la absorción de cinc son también aceptables para cubrir las necesidades diarias. Por lo que se refiere al cereal de trigo, la absorción de calcio y fósforo también se efectúa en la medida suficiente como para convertirse en cantidades de soporte.

Combatir la obesidad infantil

CONSEJOS

Los pequeños siempre deben estar sentados cuando coman o tomen algo, es importante que tengan una posición en la que puedan ver la cara de la persona que los está alimentando.

1.- Conviene que nunca se introduzcan a la dieta dos alimentos nuevos a la vez. Esta medida permite conocer la tolerancia del niño a cada alimento.

2.- Se recomienda que el nuevo alimento se ofrezca al inicio de la comida, que es cuando el niño tiene más hambre.

3.- Nunca se debe forzar al pequeño a aceptar los alimentos.

4.- Con frecuencia los alimentos son rechazados cuando se dan por primera vez. Es necesario adoptar una actitud paciente cada día hasta lograr que el niño se acostumbre a la consistencia y el sabor del alimento que se le ofrece.

5.- Hay que considerar que la cantidad de alimentos que consume el bebe puede variar de un día para otro o de una semana para otra.

6.- No se debe añadir sal o azúcar a los alimentos.

7.- Si se siguen ofreciendo alimentos colados después del 6 mes de vida, se dificultará la introducción posterior en la dieta de alimentos con mayor consistencia.

8.- Nunca se debe mezclar cereales, huevo o algún otro alimento con la leche.

9.- Si existen antecedentes de los padres o de la familia de éstos, es recomendable que los cítricos y el huevo se introduzcan en la alimentación del niño después del año de edad.

10.- El personal es responsable de cuidar la calidad de la dieta, pero deben dejar que el niño determine la cantidad de alimento que consumirá.

11.- A medida que se introducen alimentos sólidos y semisólidos en la dieta, el bebé reduce en forma progresiva el volumen de leche que ingiere.

12.- Se debe incrementar poco a poco la cantidad de alimento que se ofrece al niño. Así, a partir de una cucharada cafetera se llegará a darle de dos a cuatro cucharadas soperas.

Combatir la obesidad infantil

Consejos de alimentación después de los 6 meses:

Las frutas y las verduras cocidas, aplastados. Dar verduras antes de la fruta, porque los niños tienen una tendencia natural a preferir lo dulce.

La proteína, pollo o carne, debe estar hervida en agua o caldo.

Consejos de alimentación después de los 9 meses:

Cortar los alimentos en porciones pequeñas para que el bebé no se atragante. Una buena selección de frutas debe incluir plátanos y duraznos maduros. Y los vegetales: zanahorias, papas, frijoles.

Carnes blandas como pavo y carne guisada. Permitir que el niño coma con los dedos hasta que desarrolle la habilidad manual para sostener un cubierto.

Consejos de alimentación después de los 11 meses

Servir siempre la mayor variedad posible de alimentos para que el bebé se convierta en un adulto que coma de todo, cuidar de no abusar de las especias. Es mejor no acostumbrar al niño a comidas muy cargadas de sabores: mientras más naturales sean los alimentos mejor. Si lo acostumbras a la variedad, el niño por su cuenta irá ampliando el alcance de los sabores y las texturas.

EJERCICIO PRÁCTICO DE NUTRICION

Aprender las combinaciones de alimentos para tener una alimentación correcta que te ayude a sentirte saludable, verte bien y tener energía para disfrutar la vida.

Nosotros los nutriólogos te podemos ofrecer el plato y las sugerencias, pero nadie mejor que tú para decidir qué comer, de acuerdo a tus gustos, economía, tiempo disponible y estilo de vida.

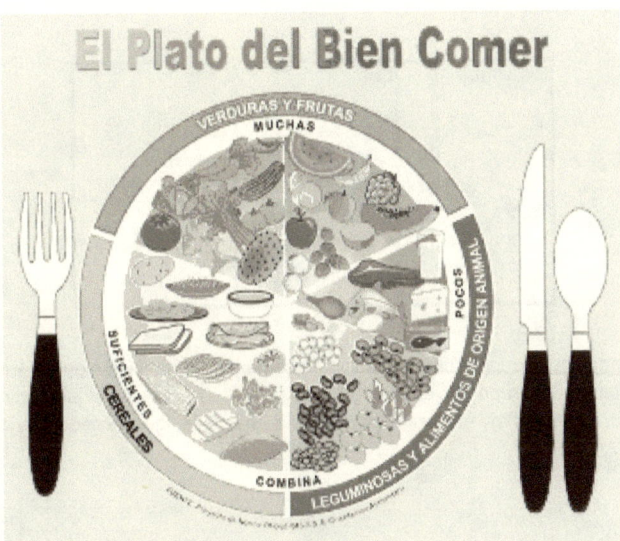

Como puedes ver, este plato está formado por tres grupos de alimentos:

1. Verduras y frutas
2. Cereales
3. Leguminosas y alimentos de origen animal

No vayas a creer que hay un grupo mejor que otro, para alimentarte bien los 3 son igual de importantes.

En cada grupo puedes identificar ejemplos de alimentos que le pertenecen. Si quieres saber a qué grupo corresponden otros alimentos asómate a .... <u>TABLA 1</u>

Los alimentos que se encuentran en un mismo grupo se parecen en su composición, por eso se pueden intercambiar. Por ejemplo puedes comer guayaba en lugar de zanahoria, o frijoles en vez de huevo. Sin embargo, los alimentos que se encuentran en diferentes grupos, no se parecen, por eso no se pueden intercambiar. Por ejemplo la sopa de pasta no sustituye a las lentejas.

Sugerencias: combinar y variar

Para combinar hay que comer al menos un alimento de cada grupo en el desayuno, la comida y la cena. Así de sencillo.

Desayuno	Comida	Cena
Jugo de naranja y Molletes: Frijoles refritos Telera Salsita pico de gallo	Fideo seco Tortitas de carne desmenuzada Nopalitos en salsa verde Tortillas maíz	Mango Quesadillas: Tortilla de trigo queso

Para **variar** hay que escoger diferentes alimentos dentro de un mismo grupo. En el ejemplo anterior, del grupo de verduras y frutas en el desayuno está el jugo de naranja, los nopalitos a medio día y el mango para la cena. Si te fijas, igual sucede con los otros dos grupos.

Usa los platos que están dibujados para planear tus comidas de un día. Recuerda combinar y variar.
Piensa en alimentos y platillos que te gusten y se adapten a tu estilo de vida. Todos los alimentos caben en una alimentación correcta, nada más hay que consumirlos con moderación.

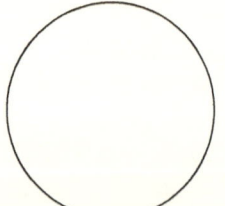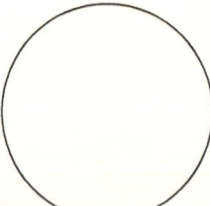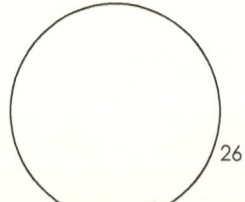

Combatir la obesidad infantil

Desayuno	Comida	Cena

¿Cuántas combinaciones lograste?

Ahora el paso siguiente es practicarlas para que te ayuden a seguir una buena alimentación. Pero ¿por dónde empezar? Quizás pienses que necesitas hacer varios cambios, te sugerimos que por ahora escojas sólo uno.

Repasa un día usual ¿tu alimentación está combinada?, es decir ¿comes al menos un alimento de cada grupo en cada comida? Si es así, FELICIDADES, vas por muy buen camino. Si no es así, es probable que te pase como a la mayoría de los mexicanos: en una o más comidas nos falta alguna verdura y/o fruta.

Poco a poco trata de incluirlas con más frecuencia hasta que estén presentes en cada comida, y claro si quieres, también "entre comidas".
Si de vez en cuando fallas, no te preocupes pronto habrá otra comida y otra oportunidad.

Combatir la obesidad infantil

TABLA 1.

Verduras y frutas	Cereales	Leguminosas y alimentos de origen animal
Verduras: acelgas, verdolagas, quelites, espinacas, flor de calabaza, huauzontles, nopales, brócoli, coliflor, calabaza, chayote, tomate, jitomate, hongos, betabel, chiles, zanahoria. **Frutas:** guayaba, papaya, melón, toronja, lima, naranja, mandarina, plátano, zapote, ciruela, pera, manzana, fresa, chicozapote, mango, mamey, chabacano.	**Productos de maíz:** tortilla, tamal, atole, tlacoyos, peneques. **Productos de trigo:** pan, galletas, pasta, pasteles. Arroz, avena, cebada, amaranto, tubérculos (papa, camote, yuca).	**Leguminosas:** frijol, lenteja, haba, garbanzo, arvejón, soya. **Alimentos de origen animal:** leche, queso, yogurt, huevo, pescado, pollo, carnes de res, puerco, pavo y vísceras.
Los azúcares (miel, mermelada, dulces, ate, azúcar de mesa) y las grasas (mantequilla, margarina, manteca, aceites, mayonesa, etc) son condimentos por lo tanto se deben consumir con moderación.		

Combatir la obesidad infantil

¿POR QUÉ ES TAN IMPORTANTE UNA CORRECTA NUTRICIÓN EN LA INFANCIA?

Porque la nutrición es lo que mayor influencia tiene en el correcto desarrollo del niño
Porque si desarrollamos buenos hábitos alimentarios estamos favoreciendo un estilo de vida saludable y así prevenimos problemas de salud como la obesidad, hipertensión, diabetes, etc.

Los niños bien nutridos tienen mayor y mejor energía para la actividad física y escolar.
El papel de los padres, no es una tarea fácil, pero si fundamental en el establecimiento de hábitos alimentarios saludables pues los niños aprenden por imitación.

Si el niño ve desde pequeño ve en la familia hábitos alimentarios saludables, por imitación, instaurara desde el principio estos hábitos.
La realidad es que entre las causas del sobrepeso y la obesidad infantil encontramos un exceso de grasas saturadas y azucares refinados en la dieta de los niños y una deficiente ingesta de fibra.
Esto junto con la inactividad física está llevando a los niños a un sobrepeso y obesidad que en la mayoría de los casos perdurara en la edad adulta con el riesgo de desarrollar enfermedades crónicas como cardiopatías, colesterol, cáncer, diabetes, etc.

¿Cómo deberíamos alimentar a nuestros niños?
Con una dieta lo más variada posible y moderada en cantidad, con la inclusión de de alimentos de todos los grupos.

Unas décadas atrás el niño rollizo era señal de salud, se ha demostrado que un exceso de peso en los primeros años del niño es un síntoma de obesidad en la edad adulta.
Es aconsejable un consumo moderado de carnes, muy especialmente las procesadas y los embutidos.

Los niños deben comer:
- Frutas y verduras 5 o más raciones diarias
- Pescado por lo menos 3 veces por semana
- La ingesta de hidratos de carbono complejos (pasta, patatas, cereales, leguminosas, pan, etc.) hemos de incrementar su consumo y reducir los azucares refinados, dulces, la bollería industrial.
- Los frutos secos, muy apetecibles para los niños, preferiblemente sin sal añadida con un aporte muy apreciable en vitaminas sobretodo del grupo b, ricos en minerales, proteínas y grasas insaturadas beneficiosas, por su alto valor energético su consumo debe ser moderado.

- La leche y sus derivados no debe faltar en la dieta diaria de los niños.
- Disminuir el consumo de sal.

No hay alimentos malos sino consumos inadecuados.
No debemos prohibir tajantemente ningún alimento a los niños, pero si enseñarles que deben consumir de forma restringida los alimentos de peor calidad nutricional, como los dulces, la pan dulce industrial y todos los alimentos con contenidos de calorías vacías sin fitonutrientes y altos niveles de grasas saturadas.
También es muy importante el reparto de las comidas de los niños durante el día.
Uno de los errores más extendidos en las familias es el de los niños que van al colegio sin desayunar o con un desayuno deficiente.
Los niños deben hacer 5 comidas al día.

1. Desayuno
2. Tentempié a media mañana
3. Comida
4. Merienda
5. Cena

El desayuno es la comida más importante para el niño.
Es alarmante ver que el 8% de los niños acude al colegio sin desayunar.
El 74,6% solo desayuna un vaso de leche acompañado de azúcar, galletas o pan
Solo el 9% toma jugo y un 5% alguna fruta entera.
Los niños solo dedican 10 minutos al desayuno.
Esto datos son alarmantes pues el aporte del desayuno es clave para que el niño pueda afrontar las actividades físicas y tenga un rendimiento intelectual correcto en las tareas escolares de la mañana.

El tentempié de media mañana puede estar formado por una pieza de fruta, una ración de frutos secos sin sal.
La comida debe aportar entre el 30 y el 40% de los nutrimentos del día.
Los niños cada vez comen más en los comedores escolares.
Los padres deberán conocer el menú mensual del centro para la planificación del resto de las comidas del niño.
La merienda suele ser bien acogida por el niño, es un buen momento para equilibrar la dieta con fruta, lácteos o bocadillos diversos.
La cena debe ser tomada en una hora no muy tarde para evitar la proximidad del momento de ir a la cama impida conciliar el sueño al niño.
La cena se elegirá en función de los alimentos tomados en las otras comidas.
La familia tiene que supervisar la dieta de sus hijos evitando el consumo abusivo de ciertos productos que les llevara a tener un peso excesivo.

Combatir la obesidad infantil

LA FIBRA

La fibra es la gran olvidada de la nutrición y su beneficio es para el organismo tan importante que su falta hace se paralice.
Investigaciones realizadas han demostrado que es parte esencial de la nutrición humana.
La fibra ayudara al niño a tener un intestino más saludable, con mayor velocidad de transito de los alimentos, eliminación de las toxinas y le dará la sensación de lleno.
Con una dieta rica en fibra es probable que la sensación de apetito le desaparezca antes.
La fibra se encuentra exclusivamente en los alimentos de origen vegetal, formando su parte estructural por lo tanto se encuentra en mayor o menor medida en todas las plantas y sus derivados que no hayan sido refinados.

La fibra ayudara a la producción de bacterias beneficiosas para el intestino y a controlar las bacterias malas creando un intestino más sano.
Tenemos varios cientos de bacterias diferentes que llegan a pesar hasta 2 kg. Y residen en nuestro tracto digestivo, algunas viven de forma permanente en el intestino, mientras que otras pasan por él, hacen su función en el sistema y se van.
La velocidad a la que se procesan los alimentos y salen de nuestro cuerpo como heces es fundamental, cuanto más rápido se produce este proceso, se necesita menos tiempo para la purificación y el crecimiento de bacterias no deseables en el intestino es menor.

Una digestión sana y la eliminación de los desechos de los alimentos deberían completarse en 24 horas. Si existe algún desequilibrio de bacterias o falta fibras dietética, este tiempo de transito se puede incrementar hasta 72h o más.
La fibra dietética produce un efecto diferente según la parte del tracto gastrointestinal donde se encuentre. Los alimentos ricos en fibra en la boca estimulan la masticación y salivación, en el estomago diluyen el contenido y prolonga su almacenamiento, siendo en el colon donde la fibra tiene mayor impacto, sirve de sustrato a las bacterias para la fermentación, adsorben agua, aumentan el volumen y peso del bolo digestivo y favorece su expulsión.

Las dietas ricas en fibra ayudan a combatir los **problemas de peso y obesidad** por que tiene menos caloría en el mismo volumen de alimento, facilitan la ingestión de menos cantidad de alimento prolongando el tiempo de masticación y porque su volumen produce más rápidamente la sensación de saciedad.

La fibra secuestra parte de los azucares y grasas ingeridas y ralentiza su absorción lo que se traduce en un aporte menor de calorías.
Las dietas ricas en fibra son buenas para los diabéticos al ralentizar la absorción de la glucosa lo que evita las bruscas subidas de azucares.

Combatir la obesidad infantil

Las dietas con fibra rebajan el colesterol malo y reducen la circulación de ácidos grasos en la sangre.

Con un aporte de fibra apropiado en la dieta mejorará el síndrome de intestino irritable, la hernia de hiato y la ulcera gástrica y alivia las varices.
La fibra favorece la proliferación de las bacterias intestinales que produce sustancias capaces de combatir agentes cancerígenos del colon, mama o próstata.

Los alimentos que más fibra aportan a la dieta son las leguminosas, los frijoles, la judía blanca con 25,4g por cada 100g, los garbanzos, las lentejas y chícharos con un aporte sobre el 15% de su peso en seco.

Son alimentos muy interesantes para la nutrición porque además del gran aporte en fibra su aporte en minerales y vitaminas sin olvidar su aporte en proteína. Son uno de los productos más interesante en la nutrición humana.

Todas **las verduras y hortalizas de hoja** tienen una importante cantidad de fibra y con una baja densidad de calorías.

Las frutas son otro de los alimentos con un aporte de fibra muy interesante y que a los niños por regla general les suele encantar.

Los frutos secos (Nueces, cacahuates, almendras, etc.) alimentos con alto contenido en fibra además de altos contenidos en proteínas y grasas de buena calidad. Interesantes como tentempiés en sustitución de chucherías. Hay que controlar su consumo por el alto valor en calorías y procurar que los consuman si sal añadida.

Los Cereales integrales y el pan integral son también excelentes fuentes de fibra con un valor calórico menor que los refinados y con un beneficio extra para los niños como son las vitaminas del grupo B que poseen en la cascarilla.

La soya, producto muy importante en algunas culturas orientales y que en occidente hemos incorporado a la nutrición humana no hace mucho, con un importante contenido en fibra y una proteína de excelente calidad por no decir la mejor proteína vegetal, estudios realizados sobre los beneficios de la soya en la nutrición han demostrado ser uno de los alimentos que más beneficios aporta al salud.

CANTIDAD DE FIBRA

La cantidad de fibra ingerida por la población infantil y sobre todo los adolescentes es muy inferior a la necesaria y deseada.
Se ha establecido como norma para la población infantil unas necesidades de fibra para que su metabolismo funcione correctamente el consumo de 5g más de los años que el niño tenga.

Por ejemplo si un niño tiene 6 años el consumo de fibra que necesitaría seria de 11g de fibra al día. Si el niño tiene 10 años el consumo necesario seria de 15g. Así hasta que el consumo de fibra sea igual a los 25g de un adulto.

Existen varias formas de que aumenten el consumo de fibra los niños.
- *Aumentado en su dieta los vegetales crudos en ensaladas.*
- *Aumentando el consumo de frutas*
- *Con la incorporación en los menús los cereales integrales como el arroz, maíz, etc.*
- *Cambiando el pan blanco por pan integral*
- *Añadiendo salvado a las comidas, una o dos cucharadas soperas al día.*

Combatir la obesidad infantil

PROBIÓTICOS

Son bacterias residentes que forman colonias en el tracto gastrointestinal, vaginal y en la boca. Estas bacterias "amistosas" como el *Lactobacillus acidophilus*, *Lactobacillus bulgaricus, Bifidobacterium bifidum, Bifidobacterium longum, Bifidobacterium infantis* son la primera línea de defensa de nuestro cuerpo contra los microorganismos potencialmente dañinos que se inhalan o ingieren.
Probiótico palabra de origen griego que significa "a favor de la vida" es el término utilizado para estas bacterias amistosas que viven y conviven todos los días de nuestra vida en nuestro tracto gastrointestinal trabajando en simbiosis con nuestro cuerpo.
Pensemos en ellos como el "guardián de nuestro cuerpo", un ejército bacteriano que nos defiende contra los tan peligrosos invasores.
Si poseemos un gran número de estas bacterias residentes nos ayudarán a prevenir una amplia gama de enfermedades.

Estas bacterias beneficiosas denominadas bacterias lácticas debido a su habilidad de transformar azúcar en ácido láctico son sumamente útiles y abundantes en la naturaleza.

Su capacidad de sobrevivir a través del tracto gastrointestinal a pesar de la acidez gástrica y la toxicidad de la bilis es fundamental para poder ofrecer cualquier beneficio biológico a nuestro cuerpo.
Ellas están presentes en la piel, la boca, el sistema digestivo y la mucosa vaginal, donde realizan numerosas e indispensables funciones para proteger a nuestros órganos contra las bacterias patógenas.

Cuando las bacterias beneficiosas transforman lactosa en ácido láctico, este funciona como un antiséptico del sistema digestivo y a su vez facilita la absorción del calcio y fósforo contenido en la leche.
El aumento de la población bacteriana incrementa la producción de vitamina B6 potenciando y fortaleciendo el sistema inmunológico.
Al mismo tiempo minimizan la proliferación de agentes patógenos peligrosos responsables de graves enfermedades seguidas de muerte compitiendo por alojamiento o espacio físico en las paredes intestinales.

Los microorganismos no amigables existen en muchas variedades: Hostiles (causantes directos de enfermedades). Encubiertos (beneficioso o neutrales bajo ciertas condiciones pero capaz de ponerse hostil extendiéndose y creciendo en forma descontrolada).

Combatir la obesidad infantil

Los microorganismos encubiertos pueden proliferar creando una infección o acelerar una enfermedad en combinación con los microorganismos hostiles. Un buen ejemplo de microorganismo encubierto es la levadura o Candida albicans.

Normalmente, los organismos de levadura comprenden 10 por ciento de los 1.600 gramos de microorganismos en nuestro tracto intestinal. Cuando se ha roto el delicado equilibrio de microorganismos amistosos, como Lactobacillus acidophilus y Bifidobacterium bifidum la levadura prolifera rápidamente.
Este crecimiento agresivo y desenfrenado permite la transformación de la levadura en un hongo patogénico que dispara variada sintomatología relacionada con la salud.

Otro microorganismo encubierto es Bacillus cereus, una bacteria de la tierra que puede causar náusea, calambres abdominales y diarrea. Se encuentra en cereales, hierbas y comidas secas, es indemne a menos que sus esporas le permitan multiplicarse en forma incontrolable.

Combatir la obesidad infantil

LOS PADRES

Los padres, son parte activa, en cualquier programa de peso saludable de sus hijos.

Los padres deben ayudar a sus hijos a cambiar los hábitos que les están produciendo estas dolencias.

Los padres deben marcar los objetivos de bienestar que desean para sus hijos.

Deben ayudar a sus hijos a conseguir estos objetivos cambiando algunos hábitos poco saludables de su hogar.

Hay infinidad de factores que tienen influencia con el incremento de peso del niño.

Uno de los principales es el entorno familiar del niño. Se ha demostrado mediante estudios que si uno de los progenitores es obeso o tiene sobrepeso el niño tiene muchas más probabilidades de serlo también, si el problema lo tienen los dos progenitores el porcentaje se incrementa.

Los cambios en los hábitos llevan tiempo y esfuerzo.

Igual que los hábitos actuales no se han formado de un DIA para otro, sustituirlos por otros más saludables no se puede pretender poder conseguirlo en un día.

Lo primero que tendremos que hacer es detectar que habito tendremos que cambiar

Combatir la obesidad infantil

Este cuestionario sobre los hábitos saludables nos servirá de ayuda:

Usted y su familia	Si	No	A veces
¿Tiene horarios fijos para las comidas en casa?			
¿Comparten por lo menos una comida al día junto toda la familia?			
¿Planifica lo que consumirá en cada comida?			
¿Adapta el tamaño de las porciones a las necesidades de cada miembro de la familia?			
¿Hacen 5 comidas al día, Desayuno, media mañana, comida, merienda, cena?			
¿Sabe que no es bueno tener que comerse todo lo del plato si antes está satisfecho?			
¿Hacen las comidas en un área determinada de la casa?			
¿Es consciente de que la comida no debe utilizarse como castigo o premio?			
¿Realizan actividades juntos por lo menos una o dos veces por semana?			
¿Sabe que durante las comidas no hay que hacer otras actividades como ver la televisión, leer, etc.?			

"Si"= 2 puntos   "A veces"= 1 punto   "No"= 0 puntos
Si su puntaje total es:
20-22- Su familia va por buen camino.
13-19.- En general esta bien encaminada hay que hacer unos pequeños cambios en los hábitos que respondió "no" o "a veces"
12_o menos.- Deberá hacer cambios para que su familia tenga hábitos más saludables poder ayudar a su hijo a alcanzar un peso saludable

Combatir la obesidad infantil

Detectados los cambios que se tienen que realizar, es el momento de planificar y priorizar los objetivos.
Si los cambios se realizarán paso a paso y con objetivos realistas es más fácil tener éxito.
Mejor es fijar objetivos para toda la familia que diseñarlos solo para el hijo con el problema de sobrepeso.
Siempre es mejor aceptado por el niño si la incorporación de alimentos saludables y la práctica de actividades físicas es para toda la familia que si solo es implementado para él.
Recordar que los cambios llevan tiempo y esfuerzo.
Aunque se incorporen alimentos saludables y comience una rutina de actividades físicas se tardara un tiempo hasta que se empiecen a ver los primeros resultados en el peso del niño.

CONSEJOS A LA HORA DE FIJAR OBJETIVOS SON:
- Hacer un registro y ponerlos por escritos en un lugar visible para toda la familia de los objetivos para la semana.
- Poner dos o tres objetivos pequeños y específicos de cada vez en lo que respecta a la nutrición y a la actividad física
- Seguir de cerca día a día los resultados.
- Llevar un registro por escrito de los alimentos consumidos y de la actividad física diaria de cada miembro de la familia.
- Si el niño tiene edad suficiente puede encargarse el mismo de llevar el registro. Es de gran interés de que tome nota de todo lo que come y bebe y de la actividad que desarrolla y el tiempo que la realiza. Esto le proporcionara una información muy interesante para saber su balance energético.
- Concentrarse en los logro no en los fracasos

No ser perfeccionista, si el objetivo era salir toda la familia a caminar 30 minutos después de cenar todos los días y solo han salido cuatro veces a la semana está bien lo importante es que ya han empezado los cambios.

Cuando la familia ha conseguido un objetivo y lo ha transformado en un hábito es el tiempo de un premio.

Hacerlo a través de una actividad que tenga un gasto físico y que sea divertida, ir a patinar, un paseo en lancha de remos, una tarde en un mini golf, visitar un parque temático, etc.

FICHA DIARIA DE CONSUMO DE ALIMENTOS

DESAYUNO	MEDIA MAÑANA	COMIDA	MERIENDA	CENA
Licuado de chocolate con leche semi descremada 2 rebanadas de pan tostado integral con miel 1 manzana mediana	1 plátano 1 vaso de jugo de durazno sin azúcar añadido	Sopa de fideos con pollo Ensalada de lechuga con tomate cebolla y pimiento. 1 filete de pescado 1 pera	Sándwich de pan integral con jamón	Arroz con1 huevo. Ensalada de jitomate Un yogur

Actividad: Ando en bicicleta durante 30 minutos.
Saco al perro a pasear 15 minutos

CUÍDA TU SALUD: MUÉVETE!!!!

Los niños tienden a imitar a los mayores, padres, madre, hermanos mayores por esta razón es más probable que los niños quieran llevar un estilo de vida más activo si otros miembros de la familia tiene este habito.

Hay infinidad de formas de fomentar la actividad física poco a poco en la familia.

Estas son una muestra:
- Planear salir a pasear toda la familia después de cenar.
- Ir a nadar los fines de semana.
- Salir de excursión a los parques de la ciudad o ciudades próximas.
- Salir de paseo con la bicicleta en familia los fines de semana.
- Un día de campo al aire libre.
- Que el niño saque a pasear al perro.
- Alentar al hijo a que juegue al aire libre con otros niños, asegurándose que lo hacen en un lugar seguro.

Incluir en la rutina diaria actividades físicas como:
- Estacionar el coche más lejos cuando valla a recoger a su hijo al colegio y camine.
- Utilizar la escalera en vez del ascensor si no en todos los pisos en algunos

- Hacer que el niño se involucre en las tareas de arreglar el jardín, como limpiarlo, preparación del terreno.
- Inscribir al niño en las escuelas deportivas de las actividades extra escolares que él elija de lo que más le divierte.
- Ir a jugar un mini golf, visitar un parque de actividades acuáticas, un paseo por la montaña.

UNA DIETA EQUILIBRADA

Todos los humanos necesitamos una dieta equilibrada pero los niños mucho más. La cantidad de calorías, proteína, minerales y vitaminas tiene que estar en equilibrio para que el niño se desarrolle correctamente.

La mejor forma de que reciba lo que necesita y a la vez pierda peso o mantenga el que tiene es a través de una dieta variada con alimentos ricos en micro nutrimentos y a la vez que sea bajo en grasas y azucares.

Proporcionar al niño en la dieta todos los nutrimentos que su cuerpo y sus células necesitan para aumentar la producción de energía y que recupere la energía gastada.
Una dieta que le proporcione todos los nutrimentos necesarios para reparar el desgaste diario de los tejidos, para reparar los tejidos dañados, desarrollar su cuerpo y regeneran la células, recuperando funciones perdidas y ayudando a liberarse y prevenir enfermedades.

Tratar de que consumir cinco porciones de fruta y vegetales al día. Un objetivo podría ser el consumo de una pieza de fruta en cada comida durante una semana. Para llegar a esta meta se puede ir agregando gradualmente.

Reducir las grasas, seleccionar alimentos bajos en calorías.
Elegir carnes magras y carnes de pollo, quítarles cualquier resto de grasa visible y piel a las aves.
Condimentar las ensaladas con aceite de oliva.
Utilizar la mayonesa y la margarina con 0% de grasa.
Restringir los dulces, si el niño lleva una dieta saludable un dulce al día es suficiente.
Beber agua (de litro y medio a dos al día), la leche que sea semi o descremada, los jugos naturales o sin azúcar añadido.
Los refrescos se deberán restringir lo más posible sin una prohibición total para no tener rechazo a las propuestas.
Tener en el refrigerador alimentos saludables para que se puedan consumir como refrigerios en caso de necesidad. Frutas fresca, yogures sin grasa, verduras crudas como zanahorias, pimientos, jícama, etc.

Combatir la obesidad infantil

Servir porciones de tamaño adecuado.
Las porciones demasiado grandes generalmente contribuyen a aumentar el peso.
Aprovechar al máximo las comidas en familia para ayudar a una actitud positiva con respecto a la nutrición y convertirse en un modelo de hábitos alimentarios saludables.

Combatir la obesidad infantil

OBESIDAD, LA EPIDEMIA DEL NUEVO SIGLO

La nueva **epidemia del siglo** que puso en alerta a las autoridades de salud en el nivel mundial y a las de **México** en particular nada tiene que ver con virus orientales o microorganismos: se trata del aumento de masa corporal por sobrepeso y obesidad en la población adulta e infantil.

- El creciente número de personas obesas es preocupante no sólo en México: la **Organización Mundial de la Salud** (OMS), con la aprobación de 192 países miembros, acordó el 25 de mayo implantar una política sin precedentes para combatir la obesidad mediante una dieta global, ya que estima que una de cada seis personas en el mundo sufre obesidad.
- El **programa alimenticio**, completamente voluntario, consiste en reducir la ingesta de azúcar, grasas saturadas, ácidos grasos y sal de los alimentos procesados que más consume la población. Además prevé la implantación de subsidios para la venta de frutas y vegetales en las tiendas escolares y mejor información nutricional para los productos alimenticios.
- Por lo pronto, algunas de las principales empresas en alimentos y restaurantes en EU han empezado a cambiar la forma de preparar los platillos preferidos de los niños. Por ejemplo, los fabricantes de cereales **General Mills** anuncian que introducirán una versión con menos azúcar de sus populares cereales para niños **Trix, Cinnamon Toast Chrunch y Cocoa Puffs**. Asimismo, **Kelloggs** lanzará versiones con menos azúcar de cereales infantiles, como el **Frosted Flakes**.
- Agustín **Lara Esqueda**, director del **Programa de Salud en el Adulto y en el Anciano** de la **SSA**, menciona que a partir de 2002 se puso en marcha un **Programa de Obesidad**, el cual permite conocer por estado cuánta gente tiene peso normal, sobrepeso y obesidad.
- También se creó una **Norma Oficial Mexicana** para el tratamiento de la obesidad; un manual que integra una serie de recomendaciones terapéuticas "donde no están esos productos 'mágicos' y una guía alimenticia denominada el 'plato del bien comer'".
- El problema de la **obesidad infantil** es muy serio: sólo en los últimos 10 años esta enfermedad se incrementó 160%, revela **Federico Bonilla**, presidente del **Instituto Nacional de Educación Médica Continua.** "Cada vez tenemos niños más obesos y eso genera niños diabéticos, con trastornos de los niveles de lípidos, o mejor conocido como dislipidemias, colesterol elevado, triglicéridos altos, que generan problemas metabólicos severos antes de los 15 años".

Combatir la obesidad infantil

NUTRICIÓN Y ALIMENTACIÓN

Los compuestos orgánicos son aquellos que tienen vida celular, es decir plantas (vegetales, legumbres y frutas) o bien animales (res, cerdo, pollo, pescado, cabra, etc.). Dentro de los elementos orgánicos se encuentran nutrimentos que, al consumirlos, producen energía (medida en calorías).
A estos nutrimentos se los denomina "substratos"

Se los puede identificar en tres grandes grupos:
- Carbohidratos también llamados Hidratos de Carbono o glúcidos.
- Proteínas y
- Grasas también llamadas lípidos

Cada uno de estos grupos aporta al organismo diferentes componentes necesarios para su funcionamiento. Individualmente cada uno de ellos haría una alimentación muy incompleta, pero la justa y debida combinación de todos los distintos elementos orgánicos e inorgánicos es lo que mantiene en funcionamiento nuestro equilibrado sistema.

UNA DIETA EQUILIBRADA debe incluir ciertos grupos de alimentos. La pirámide nutricional es usualmente el método utilizado para sugerir la variedad de alimentos a consumir en forma cotidiana.

Lo que propone la pirámide es el consumo de los productos que la componen en proporciones parecidas a las de sus escalones.
- Los escalones inferiores proponen en su mayoría hidratos de carbono complejos. Cereales, granos, harinas y derivados: Arroz, panes, galletas, pastas, etc.
- Los escalones centrales sugieren alimentos que contienen gran contenido vitamínico. Verduras, hortalizas, tubérculos, frutas y frutas secas.
- Los escalones superiores, de abajo hacia arriba, contienen cantidad de proteínas y cantidad de grasas. Carnes vacunas, de cerdo, cabra, pollo, embutidos, jamones, pescados, mariscos, calamares, quesos duros, semiduros, blandos, de untar, leche y otros lácteos y huevos.
- El escalón superior contiene mayormente grasas e hidratos de carbono simples, todos alimentos que aportan principalmente calorías. Grasas y dulces. Manteca, mantequilla, natilla, mermeladas, jaleas, chocolates, miel, pasteles, helados, postres, etc.

HIDRATOS DE CARBONO O CARBOHIDRATOS

Los azucares son los hidratos de carbono o carbohidratos. Estos sirven como fuente de energía para todas las actividades celulares vitales.

Las funciones que cumple en el organismo son, *energéticas, de ahorro de proteínas, regulan el metabolismo de las grasas y estructural.*

Energéticamente, los carbohidratos aportan 4 KCal (kilocalorías) por gramo de peso seco. Esto es, sin considerar el contenido de agua que pueda tener el alimento en el cual se encuentra el carbohidrato. Cubiertas las necesidades energéticas, una pequeña parte se almacena en el hígado y músculos como glucógeno (normalmente no más de 0,5% del peso del individuo), el resto se transforma en grasas y se acumula en el organismo como tejido adiposo. Se recomienda que minimamente se efectúe una ingesta diaria de 100 gramos de hidratos de carbono para mantener los procesos metabólicos.

Ahorro de proteínas: Si el aporte de carbohidratos es insuficiente, se utilizarán las proteínas para fines energéticos, relegando su función plástica.

Regulación del metabolismo de las grasas: En caso de ingestión deficiente de carbohidratos, las grasas se metabolizan anormalmente acumulándose en el organismo cuerpos cetónicos, que son productos intermedios de este metabolismo provocando así problemas (cetosis).

Estructuralmente, los carbohidratos constituyen una porción pequeña del peso y estructura del organismo, pero de cualquier manera, no debe excluirse esta función de la lista, por mínimo que sea su indispensable aporte

PROTEINAS

En nuestro organismo son constituyentes de todas las estructuras: células, órganos, piel, huesos, músculos, sangre, etc. algunas son hormonas, enzimas o anticuerpos.

Necesitamos diariamente una cierta cantidad de proteínas para compensar las pérdidas diarias, para reponer células, hormonas, ..., para construir nuevas estructuras.

Existen etapas de la vida donde las necesidades en proteínas aumentan como, por ejemplo, durante el embarazo, la lactancia, el crecimiento, la adolescencia, la enfermedad o la convalecencia.

Combatir la obesidad infantil

Pero no sólo la cantidad es importante sino también la calidad. Las proteínas están compuestas por aminoácidos de los cuales 8 son esenciales para el adulto y 9 para los(as) niños(as). Son llamados así porque no pueden ser sintetizados por el organismo (combinados) y deben, por lo tanto, ser aportados por la alimentación en cantidad y proporción adecuada.

Una proteína de alto valor biológico contiene todos los aminoácidos esenciales, en cantidad y proporción adecuadas.

Las necesidades diarias en proteínas son de 0,8 grs., por kilo de peso corporal, de las cuales el 40 % de estas proteínas serán de origen animal y el 60 % de origen vegetal.

LÍPIDOS

Las grasas son la reserva de energía de nuestro organismo, forman parte de la estructura de almohadillado; son además termoreguladoras, integrantes de las estructuras celulares, precursoras de hormonas, portadoras de las vitaminas liposolubles (que las disuelven) y suministradoras de los 2 ácidos grasos esenciales (el ácido linoleíco u Omega 6 y el ácido linolénico u Omega 3).

VITAMINAS Y NUTRIMENTOS INORGÁNICOS (minerales)

Las vitaminas son un grupo variado de compuestos orgánicos. Sólo tienen en común una cosa: *son esenciales para la vida humana*. Al no poder ser sintetizadas (combinadas) por el organismo, deben ser aportadas diariamente por la alimentación. Son imprescindibles para el crecimiento y para el buen funcionamiento del organismo.

Se dividen en 2 grupos:

Vitaminas liposolubles (solubles en las grasas), tales como las vitaminas A, D, E, K,

- Vitamina A. Intervienen en el crecimiento, Hidratación de piel, mucosas pelo, uñas, dientes y huesos. Ayuda a la buena visión. Es un antioxidante natural.
  Se encuentra en: Hígado, Yema de huevo, Lácteos, Zanahorias, Espinacas, Brócoli,   Lechuga, Durazno, Melones.

- Vitamina D. Regula el metabolismo del calcio y también en el metabolismo del fósforo
  Se encuentra en: Hígado, Yema de huevo, Lácteos, Germen de trigo, Luz solar

- Vitamina E. Antioxidante natural. Estabilización de las membranas celulares.
  Protege los ácidos grasos
  Se encuentra en: Aceites vegetales, Yema de huevo, Hígado, Panes integrales, Legumbres verdes, Cacahuate, Coco, Vegetales de hojas verdes

- Vitamina K. Coagulación sanguínea.
  Se encuentra en: Harinas de pescado, Hígado de cerdo, Coles, Espinaca

Vitaminas hidrosolubles (solubles en el agua), las vitaminas C y las del grupo B

- Vitamina B1. Participa en el funcionamiento del sistema nervioso. interviene en el metabolismo de hidratos de carbono y el crecimiento y mantenimiento de la piel.
  Se encuentra en: Carnes, yema de huevo, levaduras, legumbres secas, cereales integrales, frutas secas

- Vitamina B2. Metabolismo de proteínas e hidratos de carbono. Efectúa una actividad oxigenadora y por ello interviene en la respiración celular, la integridad de la piel, mucosas y el sistema ocular por tanto la vista.
  Se encuentra en: Carnes y lácteos, cereales, levaduras y vegetales verdes

- Vitamina B3. Metabolismo de proteínas, hidratos de carbono y lípidos. Interviene en la circulación sanguínea, el crecimiento, la cadena respiratoria y el sistema nervioso
  Se encuentra en: Carnes, hígado y riñón, lácteos, huevos, en cereales integrales, levadura y leguminosas.

- Vitamina B6. Metabolismo de proteínas y aminoácidos. Formación de glóbulos rojos, células y hormonas. Ayuda al equilibrio del sodio y del potasio
Se encuentra en: Yema de huevos, las carnes, el hígado, el riñón, los pescados, los lácteos, granos integrales, levaduras y frutas secas

- Ácido fólico. Crecimiento y división celular. Formación de glóbulos rojos
Se encuentra en: Carnes, hígado, verduras verdes oscuras y cereales integrales.

- Vitamina B12. Elaboración de células. Síntesis de la hemoglobina. Sistema nervioso.
Sintetizada por el organismo. No presente en vegetales. Si aparece en carnes y lácteos.

- Vitamina C. Formación y mantenimiento del colágeno. Antioxidante. Ayuda a la absorción del hierro no-hémico.

- Se encuentra en: Vegetales verdes, frutas cítricas y papas

Los minerales, presentes en el cuerpo en proporciones muy inferiores a las del agua, son elementos también indispensables para el metabolismo. Los minerales, como el agua, intervienen en todas las fases del funcionamiento del organismo. Estos se encuentran en la formación de la hemoglobina, los glóbulos rojos, participan en y para las actividades enzimáticas, la formación de ácidos grasos, la regulación nerviosa, la transmisión de impulsos nerviosos, el mantenimiento de la presión dentro y fuera de las células, la contracción y relajación de músculos, el de la estructura células y un sin número de actividades que hacen que estemos vivos.

Los minerales se pueden dividir acorde a la necesidad que el organismo tiene de ellos:

Los **Macrominerales**, también llamados minerales mayores, son necesarios en cantidades mayores de 100 mg por día. Entre ellos, los más importantes que podemos mencionar son: Sodio, Potasio, Calcio, Fósforo, Magnesio y Azufre.

Los **Microminerales**, también llamados minerales pequeños, son necesarios en cantidades muy pequeñas, obviamente menores que los macrominerales. Los más importantes para tener en cuenta son: Cobre, Yodo, Hierro, Manganeso, Cromo, Cobalto, Zinc y Selenio.

Combatir la obesidad infantil

Los alimentos que mayor cantidad de sodio tienen son: Sal, embutidos, encurtidos, salmueras, conservas, enlatados, quesos duros, productos de botana, mayonesas, mostazas, salsas, cubitos de sopa, sopas en polvo, manteca, margarinas, amasados de pastelería, pan, tapas de pastel, empanadas, tacos, harinas y polvos para preparación de biscochos, entre otros.

El potasio se encuentra presente en: granos, carnes, vegetales, frutas y leguminosas.

El calcio se encuentra principalmente en los productos lácteos, frutos secos, sardinas y anchoas y en menor proporción en leguminosas y vegetales verdes oscuros (espinaca, acelga, brócoli).

El fósforo se puede incorporar al organismo a través del consumo de carnes, huevos, lácteos, frutas secas, granos integrales y leguminosas.

Las fuentes de magnesio son el cacao, las semillas y frutas secas, el germen de trigo, la levadura de cerveza, los cereales integrales, las leguminosas y las verduras de hoja. También se encuentra, pero en menor cantidad, en carnes, lácteos y frutas.

Las fuentes naturales de azufre son el queso, huevos, leguminosas, carne, frutas secas, ajo y cebolla.

El cobre está presente en el hígado, riñón, mollejas y otras vísceras, en carnes, cereales integrales, frutas secas y leguminosas.

Las fuentes yodo se cubren con la alimentación, y puede encontrarse en la sal, algas, productos de mar y vegetales que crezcan en suelos ricos en este mineral.

El hierro se clasifica en: - Hémico es de origen animal y se absorbe en un 20 a 30%. Su fuente son las carnes (especialmente las rojas).
- No hémico, proviene del reino vegetal, es absorbido entre un 3% y un 8% y se encuentra en las leguminosas, hortalizas de hojas verdes, salvado de trigo, los frutos secos, las vísceras y la yema del huevo.

El manganeso se encuentra en frutas secas, granos integrales, las semillas de girasol y de sésamo, la yema de huevo, leguminosas y verduras de hojas verdes. La leche materna decrece la concentración de manganeso paulatinamente.

El cromo se encuentra en carnes y vísceras, en la levadura de cerveza y en los cereales integrales.

El cobalto es un componente fundamental de la cobalamina o vitamina B12. Se encuentra en carnes, huevos y lácteos.

Combatir la obesidad infantil

El zinc está en la carne, el pescado, los lácteos, la yema de huevo, las leguminosas secas y los cereales integrales.

El selenio se encuentra naturalmente en alimentos de origen animal, frutos de mar, carnes, hígado, riñón, vegetales y cereales integrales

Combatir la obesidad infantil

LAS DIETAS

Las dietas que vende la publicidad para tener una buena figura NO proporcionan a tu organismo lo necesario para su mantenimiento y desarrollo.

Creo que debido al incremento en nuestra sociedad de querer conseguir todo fácil, rápido y sin esfuerzo, sumado a la constante tendencia de que lo estético y superficial son los mejores valores, cada vez se ven más hombres y mujeres con cuerpos esculturales; a costas de cirugías, dietas de cualquier índole o pastillitas de dudosa procedencia (polvos para mezclar, pastillas para adelgazar, anabólicos, esteroides, etc.) pero que están afectando la salud al no proporcionar una alimentación equilibrada.

Siempre (aunque quien las receta lo niegue) estas pastillas son anfetaminas, cafeína ó derivados de éstas, que provocan un aumento en el metabolismo basal (aumento de la frecuencia cardíaca, de la presión arterial y todos los complejos sistemas metabólicos de nuestro organismo) con el consiguiente consumo 'extra' de energía; haciéndonos perder tanto tejido graso como muscular.

Hasta aquí parece óptimo, y como lo que buscábamos, pero nadie habla de los riesgos que se corre al ingerirlas. Estos van desde los picos de tensión, riesgos coronarios, trastornos en el sistema nervioso, endocrino especialmente en el hipotálamo y la tiroides, hasta las severas consecuencias que produce sufrir esta u otros problemas que no hayamos nombrado.
Por otra parte, nunca se menciona que estas son sustancias adictivas, por lo que cada vez se necesitan mayores dosis para conseguir resultados similares a los iníciales, ni el efecto "rebote" que provocan al dejarlas.

El cuerpo reacciona de forma abrupta para recuperar el peso perdido de manera artificial, y lo lamentable de esto, es que lo recuperará principalmente en tejido graso por lo que estaremos con más peso que antes, y como si fuese poco, en proporciones mucho más desfavorables entre masa muscular y tejido graso.

Combatir la obesidad infantil

PARA ESTAR BIEN

- Primero que nada, no salgas de casa con el estómago vacío. Además de disminuir tu capacidad mental y estado de ánimo, es el primer factor que te hace caer en la tentación de alimentos chatarra altos en grasas.
- Al medio día cuando sientas hambre, consume fruta que es rica en fibra y excelente para saciar el hambre. Mastica despacio y disfruta cada bocado.
- Al medio día, empieza tus alimentos con una sopa caliente de verduras o caldo de pollo desgrasado, lo cual está comprobado que disminuye enormemente el hambre. Los alimentos que dan mayor sensación de saciedad son los que contienen proteínas, fibra y agua, y los que menos satisfacen son los alimentos ricos en grasas. Las frutas y verduras te dan más rápido esa sensación de estar satisfecho. Evita empezar a comer pan, tortillas, etc. antes de tu comida, este tipo de alimentos no ayuda a saciar tu apetito. Los productos ricos en proteínas (pescado, carne, lentejas y huevos) o hidratos de carbono (pasta, arroz, pan y cereales integrales) figuraban entre los alimentos que producen una mayor sensación de saciedad.
- Come despacio, recuerda que el cerebro tarda 20 minutos en recibir la señal de que está recibiendo alimentos. Haz la prueba, toma tiempo al iniciar tus alimentos y notarás que a los 20 minutos tu sensación de hambre ha disminuido o desaparecido completamente. Si pones en práctica este consejo, la cantidad de alimentos que consumas disminuirá y te ayudará a perder peso.
- A la hora de la cena, elige una buena ensalada o fruta con yogurt que te ayudará a disminuir el hambre y a tener buena digestión durante la noche.
- Recuerda llevar una dieta balanceada, alta en fibras y baja en grasas.

No olvides que la prevención y detección a tiempo pueden ayudarte a vivir mejor.

Combatir la obesidad infantil

RECOMENDACIONES:

1. Come siempre conscientemente, o sea pon atención a lo que comes y se consciente de cada bocado.
2. No asocies el comer a otras actividades como ver televisión, leer, etc., sólo come y saborea cada alimento, huélelo, siente su olor, sabor, textura y recuerda que comer es un placer y por eso vamos a aprender.
3. Elige leche y yogur descremado. Evita la mayonesa y la crema.
4. Selecciona quesos bajos en grasa como requesón, panela, cottage, etc.
5. Incluye diariamente verduras, ya sea en ensaladas frescas, al vapor o en caldos.
6. Las frutas consúmelas frescas o en jugos. Limita los jugos industrializados y evita bebidas instantáneas con azúcar.
7. Prefiere carnes blancas como el pollo y el pescado y retira siempre la grasa visible de éstas.
8. Consume aceite de oliva, maíz o girasol, limita el uso de mantequilla y evita alimentos fritos.
9. Utiliza Vidul (stevia) para realzar el sabor de tus alimentos, evita el azúcar refinado, dulces y postres.
10. Mastica muy bien los alimentos, mínimo 15 veces cada bocado, saboréalos y disfruta su textura, sabor, olor, color, vale la pena.
11. Consume siempre algún alimento antes de realizar ejercicio, como fruta y yogur para evitar mareos y dolor de cabeza.
12. Toma un vaso de agua antes de cada comida y otro al final.
13. Compra alimentos de buena calidad y verifica la fecha de caducidad (no corras riesgos).
14. Establece horarios de comida y maneja 5 comidas al día.
15. Come siempre con placer y sin complejo de culpa, controla tus porciones.
16. Haz tu última comida mínimo 2 horas antes de dormir.
17. Evita pesarte diariamente, hazlo una vez por semana y a la misma hora.
18. Practica ejercicio mínimo tres veces por semana durante 40 minutos. Caminar es excelente.
19. Mejora tus hábitos lentamente, con el fin de asimilarlos y mantenerlos por SIEMPRE.
20. No olvides que bajar de peso es sólo el 30% del proceso y mantenerlo el 70%. ¡ÁNIMO!
21. Evita comprar alimentos que no ayuden a la salud de toda la familia, evita tentaciones.
22. Si perteneces al "Club del plato limpio" empieza a dejar un poquito de alimento en cada comida, come hasta que te sientas satisfecho pero no lleno.
23. Diferencia las ganas de comer de otros sentimientos como tristeza, alegría, sed, angustia, etc.

24. Acentúa lo positivo, en lugar de pensar en lo que no puedes comer, piensa en lo que si puedes.
25. Evita la monotonía, varía tus menús.
26. Se realista, ten metas alcanzables y de acuerdo a tu edad, sexo, complexión y estado nutricional actual.
27. Ten en cuenta lo qué comes, cómo, cuánto y a qué hora.
28. Recuerda que sólo TU ERES RESPONSABLE DE TU SALUD, BIENESTAR Y ÉXITO.

ÁNIMO Y ADELANTE

ESCALA DE APETITO/SACIEDAD

10 – Atascado (comí tanto que me siento enfermo físicamente)

9 – Demasiado satisfecho (demasiado lleno)

8 – Satisfecho – Ligeramente pasado de lo ideal

7 – Satisfecho – Cómodo (lleno a gusto)

6 – Ligeramente Satisfecho (ligeramente lleno)

5 – Balanceado (ni hambre, ni sed)

4 – Ligeramente hambriento

3 – Hambriento

2 – Muy hambriento

1 – Extremadamente hambriento

0 – Muerto de hambre

Combatir la obesidad infantil

CONSEJOS

1. Coma en un ambiente estable y tranquilo. No dividas tu atención trabajando, leyendo, escuchando la radio o mirando la televisión mientras comes. Es preferible que concentres la atención en el alimento, para percibir todos los sabores deliciosos y disfrutar de la comida. A veces devoramos el alimento sin reparar en lo que comemos.
2. Siéntese siempre para comer. Aunque vayas a tomar un bocadillo o algo de fruta, tómate tiempo para sentarte a la mesa. Presta atención a lo que haces y no te apresures. Esto contribuirá a preparar la digestión y hacer conciencia de tu nivel de hambre.
3. No coma cuando está perturbado. Si estás inquieto o enfadado a la hora de comer, seguramente esto afectará tu digestión. Es preferible postergar la comida unos minutos hasta que te calmes.
4. Coma sólo mientras siga sintiéndose bien. Cuando estás satisfecho debes dejar de comer.
5. No hable mientras mastica. Cuando masticas y tragas, tienes que concentrar los sentidos hacia el interior, disfrutando del gusto, la vista y el aroma de la comida. De todos modos, es preferible que la conversación en la mesa sea ligera y tranquila, no conmovedora y brusca.
6. Coma a ritmo moderado. Para regular la velocidad, no pongas el siguiente bocado en el tenedor o la cuchara hasta haber masticado y tragado el anterior.
7. No coma hasta haber digerido la comida anterior. No antes de 3 horas.
8. Dedique una o dos comidas a la semana para hacer Conciencia de la Comida. Comer de manera lenta y deliberada, poniendo intención en cada movimiento. Comienza mirando el alimento, consciente de la intención de mirarlo. Registra el aroma de la comida, con la intención de olerla. Cuando saborees cada bocado, hazlo con intención. Nos hemos acostumbrado a comer de modo rápido y automático, como si estuviéramos marcando un número de teléfono o pagando una factura de servicios.

Combatir la obesidad infantil

COMO SE CONTROLA EL IMPULSO DE COMER

Cada vez que creas estar comiendo de manera compulsiva, pregúntate: "¿Lo que quiero es comer o hay alguna perturbación emocional que intento satisfacer comiendo?"

Cada vez que sientas ansias de picar, ponte la mano sobre el estómago y pregúntate: ¿Cuál es ahora mi nivel de hambre? Percibe a fondo la sensación, incluso con los ojos cerrados. Tal vez descubras que realmente apunta a algo que no tiene nada que ver con comer. Quizá sea un sentimiento de inquietud emocional que surge de algo sin resolver en tu vida.

Cuando diriges la atención a la sensación en sí misma, el ansia desaparece y ya no se necesita comer.

Si cierras los ojos, te sientas tranquila, veinte o treinta segundos, por lo general podrás percibir alguna sensación física relacionada con la inquietud emocional que estás sintiendo. Sin abrir los ojos, permítete percibirla unos segundos. Lo más probable es que en uno o dos minutos, la sensación física comience a disminuir o incluso desaparezca. Cuando abras los ojos descubrirás que la inquietud emocional también disminuyó. Si todavía tienes hambre, ve y come; pero muchas veces las ganas habrán desaparecido.

El hecho de beber sorbos de agua con regularidad hace concentrar la atención en lo que sucede en el cuerpo.

Llevar un cuaderno de autorregistros. Cada vez que estés a punto de comer, anota el nivel de hambre. Al terminar la comida, anota el nivel de satisfacción.

Combatir la obesidad infantil

COMER RÁPIDO NOS HACE OBESOS

Las personas que comen deprisa y hasta que se sienten llenas multiplican por tres el riesgo de sobrepeso

Comer rápido y terminar saciado en cada comida hace que una persona tenga más probabilidad de sobrepeso e, incluso, de obesidad. En una sociedad en la que los hábitos alimentarios están cambiando, los expertos están de acuerdo en que es necesario fomentar la educación nutricional, sobre todo en los más pequeños, para detener la epidemia de la obesidad. La forma insana que tenemos de comer es un hábito adquirido en la infancia que podría cambiarse, aunque no sea fácil.

* Los expertos ya sospechaban que comer con voracidad no era un hábito saludable. "Come despacio y mastica cada bocado 20 veces", promulga el dicho popular. Ahora, una investigación realizada en Japón demuestra que esto es cierto. Para el estudio se ha contado con una muestra de 3.287 individuos de entre 30 y 69 años de edad, a los que se interrogó sobre sus hábitos alimentarios haciendo hincapié en la velocidad a la que solían comer (se debía elegir entre muy lento, lento, medio, rápido y muy rápido). También se preguntó si, de forma habitual, comían hasta saciarse y se determinó el peso ajustado por la altura (índice de masa corporal, IMC).

* **Demasiado rápido**

Cerca del 50% de los participantes reconoció comer hasta sentirse lleno, y un 45,6% de los hombres y el 36% de las mujeres afirmaron que comían de forma muy rápida. Los resultados mostraron que tanto los que comían con rapidez como los que lo hacían hasta hartarse multiplicaban por dos la probabilidad de ser obesos, pero que cuando se daban ambas cosas a la vez, el riesgo todavía se incrementaba más. Los individuos que comían rápido y hasta sentirse llenos ingerían un mayor número de calorías, tenían un mayor peso y tres veces más probabilidades de tener sobrepeso en comparación con los que comían pausadamente y sin saciarse.

Estudios previos ya habían demostrado que tomar los alimentos a mucha velocidad y saciarse en cada comida provocaba sobrepeso. Sin embargo, esta investigación ha dado otro paso adelante al comprobar que cuando están presentes a la vez ambos hábitos, el riesgo de sobrepeso se multiplica.

Combatir la obesidad infantil

Los mecanismos de la saciedad

Si se come muy rápido, el estómago no tiene tiempo de enviar la señal de saciedad y se ingiere una mayor cantidad

La regulación del apetito es un proceso complejo del que cada vez hay más información. Las anomalías en los sistemas que le indican al cuerpo cuándo hay que dejar de comer parecen ser en parte responsables de algunos casos de obesidad. Cuando comemos, la distensión gástrica es una de las primeras señales de saciedad. Esta señal es transmitida por el sistema nervioso vegetativo hasta el hipotálamo, centro regulador que se encuentra en el cerebro.

Si consumimos muy rápido los alimentos, no damos tiempo al estómago para que envíe la señal de saciedad, por lo que se ingiere una mayor cantidad. El apetito, como la mayoría de los procesos del organismo, también está regulado por hormonas. Además de la insulina, una de las primeras en ser identificada fue la leptina, que se produce en el tejido adiposo y tiene propiedades supresoras del hambre. Más tarde fue la grelina, conocida como la "hormona del hambre" por su función opuesta: aumenta el apetito.

Más hormonas involucradas

La colecistokinina también es una hormona de la saciedad secretada por células duodenales en respuesta a la presencia de alimentos, sobre todo de grasas. Se cree que actúa inhibiendo el vaciado gástrico, lo que contribuye a tener sensación de estar lleno. El péptido intestinal YY (PYY), sintetizado en la porción distal del tracto digestivo y en el sistema nervioso central y periférico, es otra de las hormonas que intervienen para regular lo que comemos.

Más recientemente se ha descubierto la obestatina, que también regula el peso y la ingesta de alimentos, y la oxintomodulina, secretada por unas células de la mucosa del estómago y que actúa suprimiendo el apetito. El sistema nervioso también juega un importante papel en la regulación del apetito. En el hipotálamo, una estructura situada en el cerebro, se encuentra el centro del hambre y de la saciedad. Diversas sustancias de las mencionadas antes actúan sobre estos núcleos.

La sensación de saciedad también parece que, de alguna manera, está genéticamente determinada. Un estudio efectuado por científicos británicos ha puesto de manifiesto que el FTO, un gen que se relaciona con la obesidad, actúa inhibiendo la sensación de saciedad. Investigadores del University College y del King's College, de Londres, examinaron a 3.337 niños entre los 8 y 11 años para estudiar si los que eran portadores de la variante de alto riesgo del gen tenían el apetito alterado. Los resultados mostraron que el gen sí que actúa sobre el apetito, y que los niños con dos copias de la variante de alto riesgo tenían más dificultad para sentirse saciados después de comer.

Combatir la obesidad infantil

ACTUAR SOBRE EL APETITO

Es indudable que los hábitos alimentarios están cambiando. Las sociedades del bienestar tienen a su disposición gran cantidad de comida, muy elaborada y de fácil preparación. Disponemos de poco tiempo y a menudo comemos rápidamente. Cada vez hay menos familias que comen juntas y más niños que lo hacen solos delante del televisor. Cada vez se hace más énfasis en la importancia de los hábitos alimentarios como una de las claves en la epidemia de obesidad, remarcando la importancia de trabajar para fomentar una alimentación saludable en los niños, como comer de forma lenta, mediante raciones adecuadas y en familia.

De la misma manera, la forma en que comemos está siendo una de las áreas clave en la investigación de la obesidad. También se están estudiando tratamientos que incorporen sustancias que favorezcan la sensación de saciedad. En este sentido se dirige una investigación británica, del Imperial College de Londres, para desarrollar un fármaco con una hormona saciante, el polipéptido pancreático. Su objetivo es elaborar un tipo de medicamento que pueda absorberse por la boca para poder introducirlo en un chicle.

Otra opción sería administrarlo a través de un inhalador nasal. Los primeros ensayos han mostrado resultados satisfactorios: dosis moderadas de esta hormona pueden reducir de un 15% a un 20% la cantidad de comida ingerida. Probablemente, el comer rápido es un hábito adquirido en la infancia que podría cambiarse, aunque no sea fácil.

Combatir la obesidad infantil

Cómo comer despacio

Algunos pequeños consejos pueden ayudar a evitar comer de forma rápida hasta la saciedad:

1. No saltarse las comidas y hacer un pequeño tentempié a media mañana o a media tarde. Esto evita llegar a la mesa con mucha hambre.
2. Comer despacio y en ambientes tranquilos, sin distracciones, como la televisión.
3. Elegir alimentos que necesiten más tiempo de masticación, como ensaladas y verduras, en lugar de purés.
4. Esperar un poco entre la comida y el postre. En la mayoría de los casos, el postre ya no se toma porque aparece la sensación de saciedad.

Comer demasiado por la noche

La sensación de inapetencia durante la mañana y de gran apetito en la cena y por la noche caracterizan el síndrome del comedor nocturno
Las personas que sufren el llamado "síndrome del comedor nocturno" (night eating syndrome) tienen diversos puntos en común: inapetencia durante la mañana, incluso apenas comen en la primera mitad del día, y fuerte apetito en la segunda parte de la jornada. Esto les conduce a comer demasiado en la cena y durante la noche. A estos síntomas se suman otros, como el insomnio y los frecuentes despertares nocturnos, acompañados en muchos casos por la sensación de hambre y la necesidad irrefrenable de comer.

En las consultas de dietética y también en las de psiquiatría encontramos personas con un comportamiento alimentario anormal muy definido. Cuentan con preocupación y angustia cómo el momento del día en el que sienten que pierden el control por la comida es durante la noche, no exclusivamente a la hora de la cena, sino en el transcurso de la noche. Son personas que sufren insomnio y se despiertan varias veces con sensación de tener mucha hambre (hiperfagia), lo que les lleva a levantarse de la cama y comer. Se trata de un trastorno del comportamiento alimentario caracterizado por una desincronización de los patrones de ingesta de alimentos, que se observa en un elevado porcentaje de personas obesas.

Pequeños tentempiés nocturnos

El síndrome del comedor nocturno se caracteriza por el consumo de alimentos en forma de pequeños tentempiés durante la noche

Al comer a esas horas, el organismo concentra su energía y sus esfuerzos en el proceso de la digestión, lo que perturba el sueño y hace que sean tan habituales los despertares nocturnos; así se consolida el círculo vicioso. A este comportamiento característico se suma la anorexia, entendida como falta de apetito que sienten durante la mañana e incluso durante la primera mitad del día. Todas estas características conforman en clínica lo que se ha denominado "night eating syndrome" o síndrome del comedor nocturno.

Se trata de un trastorno del comportamiento alimentario que se distingue claramente de la bulimia nerviosa por varios aspectos como el momento concreto de la ingesta (sólo por la noche); la ausencia de acciones compensatorias (vómitos, uso de laxantes y diuréticos) y porque la ingesta de alimentos, aunque se haga en repetidas ocasiones a lo largo de la noche, consiste en pequeños tentempiés en cada ocasión, más que en un atracón o una comilona. Ahora unas pocas galletas, luego un vaso de leche, más tarde una rebanada de jamón con pan...

Por otra parte, la particular desincronización del patrón de comidas, es decir, el hecho de que la persona apenas coma durante el día y concentre la ingesta alimentaria por la noche, es lo que diferencia a este trastorno de otro denominado "trastorno por atracón" o "binge eating". En este último caso, casi de manera inconsciente, se trata de calmar con alimentos un estado de ansiedad o euforia mal canalizado, que puede haber comenzado por razones muy diversas. La persona busca en la comida el placer esperado o deseado en cualquier momento del día.

Riesgo evidente de obesidad

Aunque el consumo de alimentos tras cada "despertar" no es excesivo, si el hábito se acentúa, con el tiempo este consumo de energía de más se traduce en aumento de peso, que puede ser el primer paso para el desarrollo de obesidad. La asociación entre la obesidad y este síndrome se ha constatado en el mayor estudio controlado realizado hasta el momento que analiza los patrones de sueño y alimentación en pacientes obesos.

Combatir la obesidad infantil

En la investigación, llevada a cabo desde el <u>Weight and Eating Disorder Program</u>, del Departamento de Psiquiatría de la Escuela de Medicina de la Universidad de Pennsylvania, en EE.UU., se observaron diferencias sustanciales en el patrón de consumo alimentario entre el grupo control y el grupo de pacientes con síndrome de comer por la noche. Los investigadores comprobaron cómo la ingesta de energía en las primeras ocho horas del día (de las seis de la mañana a las dos del mediodía) suponía un promedio de tan sólo 575 Kcal en los 46 pacientes con síndrome frente a las 1082 Kcal de los 43 pacientes obesos del grupo control.

Para ser conscientes del poco consumo de alimentos durante esta primera parte del día, cabe decir que las 575 Kcal se pueden alcanzar con la ingesta de un desayuno que incluya un vaso de leche entera con café y azúcar, un sándwich de jamón y queso manchego y un vaso de jugo de naranja.

En el estudio, tras analizar la ingesta alimentaria de la segunda mitad del día (desde las dos del mediodía a las diez de la noche), no observaron diferencias relevantes, mientras que sí hubo un cambio reseñable en el consumo alimentario entre ambos grupos por la noche. Mientras que la ingesta energética en las últimas ocho horas (de las diez de la noche a las seis de la mañana) en los pacientes con síndrome rondaba las 600 Kcal, en el grupo control tan sólo fue de alrededor de 120 Kcal.

Un dato relevante es que la ingesta total de energía a lo largo de todo el día fue prácticamente similar en los dos grupos. Tras analizar los resultados se observa la asociación tan evidente que existe entre este trastorno y la obesidad. Cerca de la mitad de los pacientes diagnosticados con este síndrome tenían un peso normal antes de la aparición del trastorno alimentario, lo que induce a pensar que este trastorno condiciona y/o favorece de manera relevante la aparición de la obesidad.

Según diversas investigaciones internacionales llevadas a cabo entre la población norteamericana, la prevalencia de este trastorno alimentario es muy superior en personas obesas (8-27% según distintos estudios) respecto a personas no obesas (1,5%), si bien se precisan más estudios epidemiológicos sobre esta problemática para conocer con más precisión la prevalencia real de este trastorno.

REGISTRO DE ALIMENTOS

Según los especialistas, a la hora de establecer un diagnóstico claro del síndrome de comedor nocturno se requiere que la ingesta de alimentos después de la cena suponga como mínimo la mitad de la ingesta de energía diaria. La manera de conocer con la máxima precisión esta información es que la persona anote todo lo que come a lo largo del día, que en nutrición clínica se denomina la técnica del registro de alimentos o "recuerdo de 24 horas".

Este tipo de análisis consiste en anotar a lo largo del día todos los alimentos ingeridos, de la forma más detallada posible en lo relativo a cantidades, tipo de alimento o modo de preparación, junto a la hora o el momento del día de su consumo. En el tratamiento multidisciplinar de los trastornos de la conducta alimentaria, tanto el psiquiatra como el psicólogo y el dietista coinciden en la utilidad de anotar al lado de los alimentos ingeridos los sentimientos o las sensaciones experimentados en el momento de la ingesta o de la elección de cada alimento (tristeza, euforia o aburrimiento, entre otros). Desde el Departamento de Psiquiatría del Center for Weight and Eating Disorders, se facilita on line al usuario la posibilidad de recibir información tras rellenar el "Night eating syndrome questionnaire", un cuestionario que ha sido validado por la clase médica para el diagnóstico de este síndrome.

Combatir la obesidad infantil

BENEFICIOS DE COMER VERDURAS Y FRUTAS

En México los problemas de salud relacionados a una mala alimentación han aumentado considerablemente en los últimos años. Enfermedades tales como obesidad, hipertensión arterial, diabetes tipo II, enfermedades del corazón y cáncer representan ya un grave problema de salud pública.

La Organización Mundial de la Salud (OMS) recomienda que todas las personas deban de tratar de comer por lo menos 5 porciones de verduras y/o frutas diferentes diariamente.

5 X Día Verduras y Frutas se une a la promoción del consumo de verduras y frutas para mejorar la salud de los mexicanos y apoyar al campo mexicano.

Si todavía no conoces los beneficios que las verduras y frutas aportan a tu salud aquí te damos algunos datos interesantes

- Las verduras y frutas son benéficas para un crecimiento y desarrollo adecuado y para mantener un estado de salud óptimo.
- Son fuente importante de vitaminas, nutrimentos inorgánicos (minerales), fibra, agua, antioxidantes y fitoquímicos.
- El consumo de por lo menos 5 porciones de verduras y frutas disminuye la incidencia de cáncer hasta un 20%.
- Estudios han concluido que verduras y frutas pueden reducir el riesgo de enfermedades cardiovasculares y disminuir la presión arterial de colesterol.
- Son bajas en kilocalorías, grasas y sodio.
- Un aumento en el consumo de verduras y frutas y un decremento en el consumo de alimentos con un alto contenido de azúcar y grasas reduce el riesgo de presentar obesidad infantil.
- Debido a su bajo contenido de energía, es un alimento excelente para cualquier persona que trate de bajar de peso.
- Las frutas y verduras proporcionan cerca del 18% del consumo diario de líquidos de un adulto, necesaria para el proceso digestivo, eliminación de los productos de desecho, lubricar articulaciones y para regular la temperatura
- Los cítricos tienen antioxidantes que protegen contra enfermedades crónicas, incluyendo cáncer y padecimientos cardiovasculares
- Los fitoquímicos derivados de la palabra griega *phyto*, que significa planta se encuentra en todas las frutas y verduras, aunque las crucíferas, incluyendo las colecitas de Bruselas, la col, la coliflor, el brócoli y el nabo,

contienen más de estos compuestos, todos los fitoquímicos en general vuelven inocuos a compuestos cancerígenos.

- Los indoles (fitoquímicos) presentes en las crucíferas reducen la potencia de las hormonas femeninas estrógenos, lo que puede ayudar a reducir el riesgo de cáncer de mama asociado con las hormonas.
- Otros fitoquímicos que combaten enfermedades y son anticancerígenos incluyen los compuestos alicinos, presentes en el ajo, la cebolla, y el poro, los isotiocianatos, en las crucíferas como las colecitas de Bruselas, el brócoli y la col, y los bioflavonoides, presentes en prácticamente todas las verduras y frutas.
- Los fitoquímicos reducen el riesgo de contraer enfermedades, tales como la diabetes mellitus, los problemas de circulación, las enfermedades cardiacas, la osteoporosis y la hipertensión
- Son una buena opción para calmar el hambre en forma rápida, además de que las podemos encontrar durante todo el año.

¡¡Ahora que ya conoces los beneficios que las verduras y frutas aportan a tu salud no esperes más, y únete al estilo de vida de 5 X DÍA!!

Combatir la obesidad infantil

LA INFLUENCIA DE LOS MEDIOS DE COMUNICACIÓN EN LA IMAGEN
CORPORAL

En los tiempos modernos los profesionales de la salud nos enfrentamos a
alteraciones en la salud de las personas por las dietas de moda y la influencia de
los medios de comunicación.

El mensaje que reciben es "solo los delgados pertenecen al mundo de la belleza
los está llevando a desarrollar graves trastornos en su salud, tanto física como
psicológicamente.

¿Cómo los medios de comunicación están irrumpiendo en la autodefinición
corporal tras los esquemas de aceptación, belleza y pertenencia?

¿Cómo reforzar autoestima para una autodefinición y crear autoconciencia y
desarrollo personal con las capacidades que se posee?

Esta información qué impacto social tiene: Gente enferma y obsesionada con la
delgadez.

Los medios de comunicación han llegado a todos lados. Abuso de la tecnología
para vender. Hemos hecho de la tecnología nuestro valor de vida

Valor actual: ser productivo económicamente no con tu vida.

¿Dónde están los valores? Una vida fácil – disfrutar del momento. Con tal de ser
aceptado hago cualquier cosa. Fragilidad emocional. Manipulación comercial
alimenticia.

Mucha gente viviendo de valores sociales y no de valores personales.
Despersonalización – falta de identidad – vida superficial. Piensan que su garantía
de ser querido es estando delgados – Desde el inconsciente Inmoralidad social
porque no favorecen la toma de decisión personal; aprovechando la necesidad de
ser querido.

Tratamiento:

. Fomentar un amor a la vida. Reforzar el yo de manera saludable. Enfocarse a la
salud

Combatir la obesidad infantil

Si no saben tomar decisiones por sí mismos son fácil presa de la publicidad porque no hay análisis crítico que cuestione la información que recibe. Mundo light

Tenemos que cuestionarnos:

¿Los valores de la sociedad actual le permiten al hombre alejarse o contactarse consigo mismo? ¿Para qué sirve nuestra profesión en este mundo actual? ¿Qué aporta? ¿A quién está beneficiando?

Nosotros como profesionales podemos ayudar a redefinir ese concepto

Distanciamiento de la persona consigo misma

¿Quién no está delgado, de qué se está perdiendo?

La objetividad para distinguir se pierde.

Hasta el hospital – muriendo – amor a la vida

Modificando de fondo: - estructura misma de familia - Concepto de vínculo - Sociedad en cambio

Golpes psicológicos muy fuertes dentro de la familia

Promoción de los laboratorios farmacéuticos

Ante la globalización, ¿dónde está el valor individualidad?

Hoy en día en que la moda es estar delgado, los gordos sufren un aislamiento social y emocional que es probablemente la parte más dura de sobrellevar y la que con más frecuencia los impulsa a tratar de bajar de peso y digo tratar porque muchas veces a eso queda reducido su esfuerzo.

Se ponen a dieta por recomendación del médico, arrastrados por la crítica de amigos y familiares u obligados por un sentimiento de culpa y generalmente no lo hacen una vez sino que lo intentan en múltiples ocasiones.

En el mercado existen cientos de libros sobre dietas y múltiples productos que supuestamente sirven para adelgazar. Hay píldoras para quitar el hambre, edulcorantes sin calorías y reductores "milagrosos". Se anuncian métodos

Combatir la obesidad infantil

supuestamente naturales y otros que desde luego no lo son.

Algunos dicen que adelgazar es el resultado de una actitud mental o una forma de enfrentar la vida, otros buscan apoyo en los que sufren el mismo problema y se unen a congregaciones que combinan ritos casi religiosos con la moderna terapia de grupo. Hay quien se decide por acupuntura o por la hipnosis y los más desesperados recurren a tratamientos tan drásticos como la inmovilización de la maxilar y la anastomosis intestinal.

No se puede decir que ninguno de estos métodos de resultados, pero según un estudio, de cada 100 personas que siguen dietas para adelgazar solamente 12 logra perder peso y de éstas 10 vuelven a engordar al poco tiempo. Los que sin duda salen siempre beneficiados son los que negocian con los productos para adelgazar o prestan sus servicios en ese campo.

Los expertos estiman que una persona con la obsesión de adelgazar se pondrá a dieta unas 15 veces entre los 20 y los 50 años.

The Washington Post, informa del caso de una mujer de 48 años que pasó 37 siguiendo y abandonando dietas una tras otra. Había probado en total 20 dietas distintas, incluyendo una verdaderamente de hambre baja en proteínas; al final lo único que consiguió fue adquirir una dependencia de las pastillas para adelgazar. En el transcurso de esos años alcanzó un peso máximo de 83 Kg y dos veces logró adelgazar hasta pesar 56 Kg. En total perdió 170 Kg pero nunca logró conservar el peso que deseaba. Para colmo de males, todos estos esfuerzos le costaron 14 288 dólares, lo que representa 84 dólares por cada kilo perdido y vuelto a recuperar.

Si analizamos el problema de las dietas, lo que salta a la vista es que no modifican los hábitos alimenticios del que las sigue. Una vez que ha obtenido el peso que deseaba o ha desistido por desesperación, vuelve otra vez a l régimen que lo condujo a la gordura.
En poco tiempo recupera los kilos que había perdido y comienza de nuevo el mismo círculo vicioso. Esta oscilación entre un periodo de dieta y el regreso a los antiguos hábitos alimenticios sólo causa desilusión y va desarrollando una falta de confianza en uno mismo.

En cualquier librería, al lado de la colección de libros de cocina encontramos otra no menos numerosa y variada sobre el "arte de adelgazar", con títulos llamativos

Combatir la obesidad infantil

que prometen siempre un éxito rotundo. A éstos hay que sumar la serie interminable de artículos que se publican en las revistas femeninas aconsejando cómo recuperar la línea esta primavera o la manera de lucir magníficamente en bikini las próximas vacaciones mediante la dieta del mes o de la luna nueva, siguiendo un régimen exclusivo de dos semanas o de una e incluso de un fin de semana.

Las dietas que vende la publicidad para tener una buena figura NO proporcionan a tu organismo lo necesario para su mantenimiento y desarrollo.

Debido al incremento en nuestra sociedad de querer conseguir todo fácil, rápido y sin esfuerzo, sumado a la constante tendencia de que lo estético y superficial son los mejores valores, cada vez se ven más hombres y mujeres con cuerpos esculturales; a costas de cirugías, dietas de cualquier índole o pastillitas de dudosa procedencia (polvos para mezclar, pastillas para adelgazar, anabólicos, esteroides, etc.) pero que están afectando la salud al no proporcionar una alimentación equilibrada.

Siempre (aunque quien las receta lo niegue) estas pastillas son anfetaminas, cafeína ó derivados de éstas, que provocan un aumento en el metabolismo basal (aumento de la frecuencia cardiaca, de la presión arterial y todos los complejos sistemas metabólicos de nuestro organismo) con el consiguiente consumo 'extra' de energía; haciéndonos perder tanto tejido graso como muscular.
Hasta aquí parece óptimo, y como lo que buscábamos, pero nadie habla de los riesgos que se corre al ingerirlas. Estos van desde los picos de tensión, riesgos coronarios, trastornos en el sistema nervioso, endocrino especialmente en el hipotálamo y la tiroides, hasta las severas consecuencias que produce sufrir esta u otros problemas que no hayamos nombrado.

Por otra parte, nunca se menciona que estas son sustancias adictivas, por lo que cada vez se necesitan mayores dosis para conseguir resultados similares a los iníciales, ni el efecto "rebote" que provocan al dejarlas.

El cuerpo reacciona de forma abrupta para recuperar el peso perdido de manera artificial, y lo lamentable de esto, es que lo recuperará principalmente en tejido graso por lo que estaremos con más peso que antes, y como si fuese poco, en proporciones mucho más desfavorables entre masa muscular y tejido graso.

Combatir la obesidad infantil

Las personas que quieren adelgazar prefieren una dieta desbalanceada, de corta duración, que promete resultados inmediatos, pero estas dietas son tan distintas a sus costumbres alimenticias habituales que se entusiasmas con la novedad, por lo menos temporalmente; mientras las siguen no pueden olvidarse de que "están a dieta" y eso les permite evitar las tentaciones. De ahí la popularidad de dietas y productos que ofrece la televisión o las revistas

Combatir la obesidad infantil

CONCLUSIÓN

La obesidad es más que un problema estético, pues su presencia conlleva serios riesgos para la salud de los afectados. Lo más recomendable es que las generaciones jóvenes aprendan a prevenirla. El tratamiento del trastorno se basa, esencialmente, en un plan alimentario bien diseñado junto con un programa de actividad física frecuente. También es muy importante el control de las alteraciones asociadas como la presión arterial alta y el exceso de grasas (colesterol y triglicéridos) en sangre.

Algunos padres piensan que la obesidad no es una enfermedad y que no hay que tratarla cuanto antes. Es importante hablarlo con los hijos o con alguna persona que tengamos cerca y padezca esta enfermedad, y apoyarlos y ayudarlos al respecto.

Es más frecuente que sufra un niño obeso que un mayor porque necesita protección y contención de parte de las personas que lo rodean.

Es muy importante brindar ayuda a un niño que lleve esta enfermedad; empezar por uno es importante; no importa cuán hereditaria sea esta enfermedad, lo importante es prevenirla cuanto antes.

Combatir la obesidad infantil

BIBLIOGRAFÍA

- Nutriología Médica. Esther Casanueva, Martha Kaufer-Horwitz, Ana Berta Pérez-Lizaur, Pedro Arroyo Editores. Editorial Médica Panamericana. 2001
- Nutrición y Obesidad. Curso de Actualización de Postgraduados de la Universidad de Navarra. 2O02.
- Obesidad. La epidemia del Siglo XXI. Díaz de Santos. 2001.
- Manual de Dietas Normales y terapéuticas. Los alimentos en la salud y la enfermedad. Ana Berta Pérez de Gallo, Leticia Marván Laborde. Ediciones Científicas La Prensa Mexicana, S.A. de CV. 4ª edición. 2000.

OTRAS PUBLICACIONES Y SITIOS WEB

- *4° Congreso Mexicano de Nutriología. "Nuevas propuestas de la Nutriología ante los desafíos profesionales"* . Xalapa, Veracruz, México. 2000
- *XI Curso de Obesidad "Obesidad, el reto a vencer en el siglo XXI*. Instituto Nacional de Ciencias Médicas y Nutrición Salvador Zubirán, México, D.F 2001
- *Women's Health Treatment Updates. Obesity as a Women's Health Issue*. Medical Education Collaborative. CME. Roche. 2001
- *La Presencia de la UIA en la Nutriología en México*. Jornadas de Nutrición y Ciencia de los Alimentos.Departamento de Salud. UIA. México, D.F. 2002
- *III Congreso Virtual de Psiquiatría. Interpsiquis 2002*. La influencia de los medios de comunicación en la imagen corporal. España http://www.psiquiatria.com
- *IV Congreso Virtual de Psiquiatría. Interpsiquis 2003*. La influencia de lo que comemos en nuestras emociones. España http://www.psiquiatria.com
- *II Curso de Gastroenterología y Nutrición. Temas Selectos*. Instituto Nacional de Ciencias Médicas y Nutrición Salvador Zubirán, México, D.F 2003
- *VI Congreso Virtual de Psiquiatría. Interpsiquis 2005*. Soledad *camino para el encuentro con uno mismo*. 2005. España. http://www.psiquiatria.com
- Dra. Amparo Rodríguez. "La Obesidad Infantil". Disponible en: [http://www.socalec.es/consejos/obes.htm].
- FUNSALUD. "Causas de la Obesidad". [http://216.247.187.61/demo/nutricion260602].
- TUS@LUD. "Gravedad de la Obesidad".: http://www.tusalud.com.mx/140401.htm
- CONTUSALUD. "La obesidad en los niños: implicaciones y complicaciones". http://www.contusalud.com/website/folder].

Combatir la obesidad infantil

Artículos

REINO UNIDO
Estudian contrato antiobesos

El Gobierno británico está estudiando un nuevo plan que se basa en obligar a las personas obesas y fumadoras a firmar un contrato en el que se comprometan a llevar un estilo de vida saludable. Si cumplen su compromiso, la sanidad pública dejaría de proporcionarles asistencia, según asegura el diario "The Times". Esta propuesta puede formar parte del manifiesto laborista que se presentará para las próximas elecciones generales, y según indica el citado periódico, quieren presionar a los ciudadanos para que el sistema de seguridad británico no tenga que hacer frente a las innumerables enfermedades resultantes de la obesidad o del consumo de tabaco.
Fuente: Jano On-line 28/07/2003

INVESTIGACIÓN
Hallan una proteína clave para entender la obesidad

Una proteína recién descubierta es clave, junto a la comida en exceso y la falta de ejercicio, para la obesidad, según un artículo publicado ayer en la revista Journal of Biological Chemistry. Científicos de la Universidad McGill de Montreal (Canadá) manifestaron que esta es la primera vez que se identifica un receptor proteínico presente en las células grasas que es importante en el metabolismo.
"Hemos identificado un receptor de las células grasas que cuando se le estimula puede aumentar la cantidad de lípidos", señaló Katherine Cianflone, investigadora de la universidad canadiense.
"Esta proteína, la C5L2, está formada por tejido graso, se encuentra en la superficie de las células grasas y activa una hormona específica para aumentar la producción de lípidos", agregó.
Fuente: La Voz de Asturias 25/07/2003

ESTADOS UNIDOS
Empresarios se unen para combatir la obesidad

Combatir la obesidad infantil

El Grupo de Negocios de Washington sobre la Salud (WBGH) creó el Instituto de Costos y Efectos a la Salud de la Obesidad, con el fin de proponer soluciones a esta enfermedad, que genera al sector, un gasto de más de 12.000 millones de dólares anuales, debido a los altos índices de recursos a los servicios de salud, a la menor productividad, al aumento del ausentismo, a las altas primas de seguros de salud y discapacidad y otras consecuencias asociadas a la obesidad y a otros temas relacionados con el peso. Según estudios, en el 2000, cerca del 65% de la población adulta estadounidense presentaba sobrepeso u obesidad.
Fuente: Jano On-line 23/07/2003

Investigación sobre la obesidad en los genes

Una investigación aparecida en el "American Journal of Clinical Nutrition" confirma, mediante el uso de absorciometría de energía de rayos X dual (DXA en siglas inglesas) que el riesgo de desarrollar obesidad se encuentra en nuestros genes.
Un grupo de 101 niñas de 8-9 años y sus padres biológicos fueron sometidos a distintos tipos de mediciones por investigadores de la Universidad Johns Hopkins. Entre otras cosas, midieron la grasa corporal, la composición corporal, los niveles de potasio y el índice de masa corporal. Los resultados muestran que la composición de la grasa corporal de las niñas –medida con DXA- es similar a la de sus padres. Así, las hijas de padres obesos o con sobrepeso tienden a tener un índice de masa corporal superior a lo normal para su edad, algo que se sabe tradicionalmente pero que confirman las nuevas tecnologías. Además, los autores subrayan que su estudio ayuda a conocer qué niños requieren intervenciones preventivas para evitar las complicaciones derivadas de la obesidad.

Fuente: Jano On-line 22/07/2003

ESTADOS UNIDOS
Aumentan bruscamente los costos de la obesidad infantil

El porcentaje de chicos norteamericanos hospitalizados por alguna enfermedad relacionada con la obesidad ha aumentado súbitamente en los últimos 20 años, de acuerdo a un estudio difundido en la edición de mayo de Pediatrics.
En los hospitales de Estados Unidos, el número de altas médicas relacionadas directamente con la obesidad en chicos de entre 6 y 17 años casi se **triplicó** entre 1979-1981 y 1997-1999, de acuerdo a investigadores de los Centros para el Control y la Prevención de las Enfermedades, un organismo gubernamental norteamericano. Las altas por diabetes asociada a obesidad, enfermedad de la vesícula biliar y apnea durante el sueño también aumentaron bruscamente en las últimas dos décadas.
Al mismo tiempo, el costo en 2001 de la atención médica hospitalaria por

Combatir la obesidad infantil

enfermedades infantiles relacionadas con la obesidad aumentó **de 35 millones de dólares a 127 millones anuales** durante el período de 20 años. Y la situación en el futuro puede ser aún peor, ya que "los costos por enfermedades y atención médica asociadas con obesidad son propensos a **incrementarse** aún más en tanto los niños obesos se conviertan en adultos obesos", anticiparon los autores del estudio.

El secretario de Salud y Servicios Humanos de Estados Unidos, Tommy G. Thompson, consideró que los niños norteamericanos están "pagando el precio con su salud" por los estilos de vida cada vez más **sedentarios** y las dietas **pobres**. Thompson incitó a promover la educación física escolar como una forma de alentar un estilo de vida activo entre los más chicos, ante el preocupante avance de la obesidad infantil. "Un cuarto de escolares norteamericanos no concurren a las clases de educación física en el colegio", señaló.

Rápido aumento de peso durante los primeros meses ligado a obesidad infantil: los bebes gordos son más proclives a ser niños obesos

En la edición de febrero de la revista Pediatrics, investigadores afirmaron que las tasas de aumento de peso aceleradas durante la infancia podría estar ligadas a **obesidad en la niñez**.

Estudiando un importante grupo de chicos norteamericanos, los investigadores del Hospital Infantil de Filadelfia y del Colegio de Medicina de la Universidad de Pensilvania encontraron que la rápida ganancia de peso durante los **primeros cuatro meses** de vida estaba significativamente asociada con un riesgo incrementado de estar excedido de peso a los **siete años** de edad, más allá del peso al nacer y del peso al año.

El estudio también demostró que los primogénitos y aquellos cuyas madres tenían un índice de masas corporal más elevado tenían una mayor probabilidad de estar excedidos de peso a los siete años. Estos hallazgos confirman investigaciones previas que habían revelado las mismas asociaciones.

Fuente: Gineconet.com 1/07/2003

Adolescentes obesas tienen más riesgo de osteoatritis: hallazgo refuerza la necesidad que los niños tengan un peso adecuado

Las adolescentes obesas tienen mayor probabilidad de necesitar un reemplazo de cadera más tarde en su vida, debido al vínculo existente entre obesidad y osteoasrtritis.

Investigadores de Brigham and Women´s Hospital, asociado a la Universidad

Combatir la obesidad infantil

de Harvard, encontraron que jóvenes de 18 años con gran sobrepeso, tenían cinco veces más probabilidades de necesitar tal cirugía que mujeres jóvenes de peso normal.

Los descubrimientos aparecen en la revista "The American Journal of Medicine":

"Este estudio aumenta la evidencia de que es importante hacer que los niños bajen de peso y mantengan un buen estado físico", señaló la autora principal del estudio, la Dra. Elizabeth Karlson.

Los descubrimientos surgieron de un estudio que ha seguido a mujeres desde 1976. De las 568 estudiadas 121 desarrollaron osteroartritis de cadera y requirieron cirugía. Si bien aquellas que habían sido obesas cuando adolescentes tenían más riesgo alto, las mujeres obesas en general tenían tres veces más probabilidades que aquéllas de peso normal de necesitar reemplazo de cadera.

El estudio aclara más la relación entre osteroartritis y la obesidad, precisó Karlson. "La pregunta es: ¿están obesas porque tienen artritis y no pueden desplazarse o tienen artritis porque son obesas?

Fuente, El Mercurio, 26/06/2003

Médicos británicos proponen impuesto a comidas grasas

La sugerencia se suma a discusiones sostenidas la semana pasada por el partido laborista para establecer convenios que incentiven a los fumadores y obesos a adoptar estilos de vida más saludables.

El precio de tortas, papas fritas, pizzas y frituras podría aumentar en Gran Bretaña si se llega a aprobar una propuesta de la Asociación Médica Británica (BMA), que sugiere gravar con un IVA del 17,5% a los alimentos con alto contenido graso, como una forma de frenar la epidemia de obesidad que afecta a ese país. En Gran Bretaña la mayoría de los alimentos están exentos de pagar IVA, excluyendo sólo las comidas para llevar. Por esta razón, la medida calificada como "un impuesto a la grasa". Esto no sólo permitiría recaudar millones de libras anuales, sino también reducir los costos que tiene para el sistema público de salud la obesidad, los que se estiman en 500 millones de libras (US$ 828 millones) al año. La idea fue propuesta por el doctor Martin Breach, miembro del Comité de Salud Pública de la BMA y vocero de esta institución. La sugerencia se suma a discusiones sostenidas la semana pasada por el partido laborista para establecer convenios que incentiven a los fumadores y obesos a adoptar estilos de vida más saludables.

(Fuente, La Tercera electrónica, 11 de junio de 2003)

Combatir la obesidad infantil

Las niñas deportivas son menos proclives a la obesidad durante su adultez. Según los resultados de un estudio de 486 participantes

Las mujeres que realizan actividades deportivas en grupo durante su niñez o adolescencia son menos propensas a ser obesas durante su vida adulta, según un estudio publicado en la edición de febrero de la revista Preventive Medicine.Para el estudio, que fue dirigido por la doctora Catherine M. Alfano en la Universidad de Memphis, Estados Unidos, se entrevistaron 209 mujeres afro-americanas y 277 mujeres blancas sobre su participación en deportes grupales durante su infancia y adolescencia. Los investigadores también midieron el índice de masa corporal (IMC) de las participantes.Los resultados revelaron que las mujeres con mayor actividad física durante su juventud tenían un IMC más bajo y mayor nivel de actividad física. El estudio detectó también que esta asociación se mantiene aunque la dieta de las mujeres de ambos grupos no era saludable.Los autores subrayan que los programas cuyo objetivo es estimular la actividad física en las niñas, en especial en aquellas que no están interesadas en el deporte, podrían prevenir la obesidad en la vida adulta. **(Preventive Medicine 2002;34:82-89. 11/02/2002)**

ANEXO II

EJEMPLO DE UN MENÚ

Menú para un bebé de 1 año.

Desayuno:
Yema de huevo cocida y triturada
¼ - ½ taza de cereal
¼ - ½ taza de fruta, picada
4-6 oz. Fórmula o leche de pecho
Para el cereal, trate de servir cereal de arroz o avena.

En cuanto a la fruta, lo mejor es un plátano maduro cortado en pequeños trozos.
Proporcione la fórmula/leche de pecho en una taza Zippy o en botella.

Colación matutina
4-6 oz. Agua
¼ taza de queso picado y vegetales cocidos
queso blanco cortado en trozos muy pequeños. Verduras cocidos (calabaza,
chícharos, zanahorias). Los Cheerios son también un excelente bocadillo que el
bebé puede comer por sí solo.

Comida
¼ taza de pollo, carne o tofu picado
¼ - ½ taza de vegetales verdes
¼ taza de fideos, pasta, arroz o papa
¼ taza de fruta
4-6 oz. De fórmula/leche de pecho

Colación vespertina
1 galleta para la dentición
¼ taza de fruta

Cena:
¼ - ½ taza de yogurt, queso o jamón

Combatir la obesidad infantil

¼ - ½ taza de verduras
4-6 oz. De fórmula/leche de pecho

Es preferible empezar con carnes blancas como el pollo y luego avanzar hacia las otras carnes.

Los fideos o la pasta son divertidos para que los bebés los coman por sí solos.

Para la fruta, pruebe con puré de manzana, pera, o ciruela.

Combatir la obesidad infantil

ALGUNAS RECETAS

Arroz con pollo y verduras al microondas

Ingredientes

1-1/2 taza de caldo
2 cucharadas de Arroz cocido
1 cucharada de Zanahoria cocida
1 cucharada de calabacita cocida
1 cucharada de Cebolla cocida
1 cucharada de granos de elote cocido
1/2 pechuga de pollo

Preparación

Mezclar la taza de caldo con el arroz, y agregar las verduras mezcladas y picadas. Añadir 2 o 3 cucharadas más de Caldo y la pechuga picada. Cocinar 6 minutos al máximo.

Bolas de papa (mayores de 1 año)

Ingredientes

8 Papas grandes, lavadas y peladas
1/2 taza de margarina
Sal
Perejil picado, fresco

Preparación

Utilizar una cuchara de las que se usan para sacar las bolitas de melón para formar las bolas de papa. Cocinar las bolitas en agua hirviendo con sal durante 8 a 10 minutos. Colar el agua. En una sartén, derretir la margarina y saltear las papas hasta que estén doradas. Revolverlas seguido para que se doren de manera pareja. Agregar sal a gusto y espolvorear encima el perejil. Servir de inmediato.

Combatir la obesidad infantil

Budín de espinacas al microondas

Ingredientes

1/2 taza de Espinacas hervidas y picadas
1 huevo
2 cucharadas de Queso rallado
2 cucharadas de leche

Preparación

Mezclar todos los ingredientes y cocinar en microondas 4 minutos al máximo.
Comprobar que el huevo quede bien cocido. De ser necesario cocinar más tiempo.

Compota de manzana y durazno (Mayores de 4 meses)

Ingredientes

Para:
100 ml de Agua
1 Durazno
1 manzana

Preparación

Pelar, retirar las semillas y cortar las frutas en cubos
Poner a cocer las frutas agregando el agua en el recipiente. Añadir más agua al
momento de mezclar si es necesario.
Mezclar el conjunto en la licuadora junto con el jugo de la cocción.
Comprobar siempre la temperatura antes de servir

Combatir la obesidad infantil

Compota de manzana y pera a la canela (Mayores de 4 meses)

Ingredientes

100 ml de Agua
1 pera pequeña
1 Manzana pequeña
1 pizca de polvo de canela

Preparación

Retirar las semillas y cortar las frutas en cubos. Poner a cocinar las frutas agregando el agua en el recipiente. Agregar más agua al momento de mezclar si es necesario
Batir el conjunto y agregar el jugo de la cocción y la canela.

*Crema de **espinacas*** (Mayores de 7 meses)

Ingredientes

1/2 litro de leche
80 ml de crema de leche
1 taza de espinaca hervida
Sal
una pizca de pimienta

Preparación

Poner a hervir la leche, y una vez que hirvió agregar la espinaca, dejándolo 10 minutos a fuego bajo. Agregar la crema, dejar 5 minutos más y condimentar al final con sal y pimienta.
Procesar todo en una licuadora para que quede bien homogéneo.

Combatir la obesidad infantil

Crema calabaza (Mayores de 7 meses)

Ingredientes

Calabaza
Un poco de leche (materna, formula o de vaca)
Opcional: 1 hígado de Pollo

Preparación

Cortar en trozos la calabaza, lavar bien, hacer hervir hasta que esté cocinado y luego batir o aplastar. Agregar un toque de leche materna o la leche que esté tomando el niño.
Si se desea se puede agregar un hígado de pollo y sal a gusto.

Estofado de pollo dulce

Ingredientes

1 taza de Agua
115 gr de Pollo molido
1 cucharadita de catsup
1 cucharada de leche o fórmula láctea
1/2 cucharada de calabacita, pelada y picada
1/2 cucharada de Manzana, pelada y picada
1/2 cucharada de lentejas
1 Zanahoria, pelada y picada

Preparación

Colocar el agua y el pollo (se puede usar una pechuga deshuesada cortada en cubitos para el caso en que se utilice licuadora) en una olla a fuego alto hasta que hierva. Cocer y revolver durante 2 minutos. Luego añadir el resto de los ingredientes, a excepción de la leche. Esperar a que hierva nuevamente, tapar y bajar a fuego suave durante 10 a 15 minutos, hasta que los vegetales se ablanden. Agregar la leche y revolver. Hacer puré la mezcla en la licuadora o procesador de alimentos hasta que alcance la suavidad deseada.

Combatir la obesidad infantil

Guiso de garbanzos y tomates (Mayores de 1 año)

Ingredientes

1 taza de garbanzos (enlatados o cocidos)
1 taza de jitomate cortados en cubitos
1 taza de espinaca cocida
Sal a gusto
Aceite de oliva

Preparación

Colocar en un sartén una cucharada de aceite de oliva. Agregar los garbanzos, los jitomates, la espinaca y condimentar con un poco de sal. Revolver y cocinar hasta que la mezcla se dore.
Se puede servir con arroz o papas cocidas.

Papa horneada (Mayores de 10 meses)

Ingredientes

1 papa lavada
1 huevo
2 cucharadas de queso suave rallado
1 cucharadita de queso parmesano rallado
2 cucharadas de fórmula o leche
1/2 cucharadita de margarina

Preparación

Hornear la papa a 200° durante 1 hora o hasta que esté suave. Revisar su firmeza cada cierto tiempo. Dejar enfriar por cerca de 15 minutos.
Pelar la papa y molerla con un tenedor. Añadir el huevo (sólo la Yema si el bebé no ha cumplido 1 año, para evitar alergias) la leche o fórmula (si el bebe ya cumplió el año se puede usar leche entera) y el queso. Batir hasta eliminar los grumos.

Hornear nuevamente a 200° en un molde especial (colocado sobre una charola para galletas) o en un molde para panes (tipo "muffin") por 15 minutos más. Dejar enfriar y checar la temperatura antes de servir.

Combatir la obesidad infantil

Papas con espinacas

Ingredientes

Taza de Espinacas fresca o congelada
2 o 3 Papas
Un poco de margarina (para la sartén)
Leche materna o fórmula láctea

Preparación

Primero se deshojan las espinacas. Luego se lavan bien las papas y se ablandan cociéndolas sin cáscara (puede ser hirviéndolas en agua). Cocinan en una sartén las espinacas con un toque de margarina. Triturar las papas con las espinacas y agregar un toque de leche (la fórmula láctea que el bebé esté usando). La cantidad depende de cuánto consuma el bebé.

Papilla con jamón (Mayores de 10 meses)

Ingredientes

1 calabacita
1 papa pequeña
80 o 90 grs de jamón cocido
1 cucharada de queso crema
1 cucharadita de Aceite de oliva para bebes

Preparación

Cocinar al vapor la papa y la calabacita previamente lavados y pelados. Pasar por el procesador de verduras y agregar el aceite, el jamón y el queso.
Nota: Se puede sustituir el jamón de cerdo por jamón de pavo

Combatir la obesidad infantil

Diccionario

- Cortisol: nombre común de la 17-hidroxi-corticosterona, principal hormona secretada por la capa externa o corteza de la glándula suprarrenal. El cortisol influye sobre el metabolismo de hidratos de carbono, proteínas y grasas, la maduración de los leucocitos de la sangre, la retención de sales y agua, la actividad del sistema nervioso y la regulación de la presión arterial. La secreción de cortisol por parte de la corteza suprarrenal es estimulada por la hormona pituitaria ACTH.

- Diabetes Mellitas: enfermedad producida por una alteración del metabolismo de los carbohidratos en la que aparece una cantidad excesiva de azúcar en la sangre y en la orina. Afecta de un 1 a un 2% de la población, aunque en el 50% de los casos no se llega al diagnóstico. Es una enfermedad multiorgánica ya que puede lesionar los ojos, riñones, el corazón y las extremidades. También puede producir alteraciones en el embarazo. El tratamiento adecuado permite disminuir el número de complicaciones. Se distinguen dos formas de diabetes mellitus. La tipo I, o diabetes mellitus insulino-dependiente (DMID), denominada también diabetes juvenil, afecta a niños y adolescentes, y se cree producida por un mecanismo autoinmune. Constituye de un 10 a un 15% de los casos y es de evolución rápida. La tipo II, o diabetes mellitus no-insulino-dependiente (DMNID), o diabetes del adulto, suele aparecer en personas mayores de 40 años y es de evolución lenta. Muchas veces no produce síntomas y el diagnóstico se realiza por la elevación de los niveles de glucosa en un análisis de sangre u orina.

- Insulina: hormona producida en el páncreas por grupos de células especializadas llamados islotes de Langerhans. Regula el metabolismo de los hidratos de carbono, grasas y almidón. Igual que otras proteínas, la insulina es mal digerida si se administra por vía oral; por lo tanto, para su uso clínico debe ser administrada mediante inyecciones subcutáneas. Con frecuencia, en el tratamiento de la diabetes mellitus, que está causada por una deficiencia en la producción de insulina o por la inhibición de su acción sobre las células, la insulina se combina con protamina para prolongar el periodo de absorción de la hormona. La insulina cristalizada procedente del páncreas contiene cinc, que también prolonga el periodo de absorción. Una preparación conocida como insulina-cinc-protamina prolonga aún más la acción de la hormona.

www.ingramcontent.com/pod-product-compliance
Lightning Source LLC
Chambersburg PA
CBHW021228280526
45784CB00005B/2019